Tausendsassa Teebaumöl

Jean Pütz · Dr. med. Walter Boehres

Tausendsassa Teebaumöl

Tips und Rezepte
für die Hausapotheke

vgs

Zu den Rezepten:
Die Abkürzungen bei den Mengenangaben bedeuten:
TL = Teelöffel, Meßl. = Meßlöffel (2,5 ml = 1/2 Teelöffel),
Msp. = Messerspitze, Tr. = Tropfen.

Die Behandlungsvorschläge in diesem Buch sind von Autor, Herausgeber und Verlag nach bestem Wissen und Gewissen erwogen und geprüft. Die Informationen stellen aber keinen Ersatz für medizinische Behandlungen jeglicher Art dar. Autor und Herausgeber bzw. Verlag und ihre Beauftragten übernehmen keine Haftung für etwaige Personen-, Sach- und Vermögensschäden, die sich aus dem Gebrauch oder Mißbrauch der in diesem Buch dargestellten Behandlungsmethoden und Rezepte ergeben.

Bildquellen:
Umschlagfoto: *Melaleuca quinquenervia*: Dr. med. Walter Boehres; Flasche mit Öl: Stephan Wieland, Düsseldorf/ Cornelis Gollhardt, Köln
S. 17 unten u. S. 25 rechts: Bill McGilvray
Alle übrigen Fotos von Dr. med. Walter Boehres
Grafiken von Peter von Vopelius-Gehling, Hamburg

Die Deutsche Bibliothek – CIP-Einheitsaufnahme

Pütz, Jean:
Tausendsassa Teebaumöl : Tips und Rezepte für die Hausapotheke / Jean Pütz ; Walter Boehres. – Köln : vgs, 1998
ISBN 3-8025-1353-3

Titel der Originalausgabe: Teebaumöl. Ein Naturprodukt aus Australien mit erstaunlicher Heilkraft und einem ungewöhnlich breiten Wirkungsspektrum von Dr. med. Walter Boehres.

Umschlaggestaltung: Christa Stüber, Köln
Redaktion: Martina Weihe-Reckewitz
Lektorat: Alexandra Panz
Produktion: Ilse Rader
Satz: Typo Forum Gröger, Singhofen
Druck: Universitätsdruckerei Stürtz, Würzburg
ISBN: 3-8025-1353-3

Inhalt

Vorwort

Liebe Leserinnen und Leser,

dieses Buch ist einem ätherischen Öl gewidmet, welches phantastische Eigenschaften besitzt.

Es war die heilige Elisabeth von Thüringen (1207–1231), die bei ihren Bemühungen um die mittelalterliche Krankenpflege zu der Überzeugung gelangte, daß gegen jede Krankheit ein Kraut gewachsen sei. Sie kannte damals das Teebaumöl noch nicht, sonst wäre sie bestimmt zur Erkenntnis gekommen, daß mit einem einzigen Kraut eine ganze Fülle von Wehwehchen kuriert werden kann. Zu bemerken ist, daß damals Bakterien, Viren und Mikropilze, die – wie wir heute wissen – für viele Krankheiten verantwortlich sind, völlig unbekannt waren. Ich erwähne das nur deshalb, weil Teebaumöl nachweislich die Fähigkeit besitzt, viele dieser Erreger abzutöten oder zumindest ihre Vermehrung zu bremsen. Wenn man also im Mittelalter ein solches »Kraut« zur Verfügung gehabt hätte, es wäre als Wundermittel verehrt worden.

Heute aber muß man sich formell hüten, es als Arznei zu bezeichnen, denn die pharmazeutische Industrie besitzt eine solch starke Lobby beim Gesetzgeber, daß die Prüfungskriterien für Arzneimittel nur von synthetischen Arzneimitteln aus der Retorte erfüllt werden können – mit kleinen Ausnahmen, zum Beispiel den Kräutern, Kräuterextrakten und ätherischen Ölen, die in Deutschland bis zu einem bestimmten Stichtag, nämlich dem 01. 01. 1990, in eine sogenannte Monographieliste aufgenommen wurden bzw. eine pharmazeutische Standardzulassung erhielten. Näheres zu diesem Thema können Sie auf Seite 20f. nachlesen.

In den Jahren 1989/90 war Teebaumöl noch völlig unbekannt – jedenfalls in Deutschland. Folglich konnte es auch bis zum Stichtag keine Monographie bzw. Standardzulassung erhalten, wie es über 100 europäischen Kräutern zuteil wurde (siehe Seite 20).

Erst 1991 bin ich persönlich bei Recherchen zu dem Buch »Neue Aromatherapie« auf das Teebaumöl gestoßen, und zwar als mir eine wissenschaftliche Arbeit in die Hände fiel.

Damit wir uns recht verstehen: In der klassischen Aromatherapie ist dieses ätherische Öl bis heute nicht integriert worden, und deshalb fiel es mir äußerst schwer, den Autor und Aromatherapeuten, Dr. Kurt Schnaubelt, mit dem ich 1994 das Buch »Neue Aromatherapie« schrieb, von seiner außerordentlichen Wirksamkeit und den vielerlei Anwendungsmöglichkeiten zu überzeugen. Nun, wie Sie darin lesen können, ist es zumindest aufgenommen worden, allerdings nur am Rande. Deshalb war es meiner Meinung nach nötig, diesem Teebaumöl ein eigenes Buch zu widmen, das weit über aromatherapeutische Anwendungen hinausgeht.

Der Entschluß, ein solches Buch herauszugeben, fiel mir um so leichter, als ich auf meiner Urlaubsinsel Ibiza, wo schon viele Hobbythek-Bücher entstanden sind, einen interessanten Menschen traf, der als Weltenbummler – zum Teil mit eigenem Segelboot – viele Länder dieser Erde bereist hat.

Auf seiner Australienreise hatte er die Wohltaten des Teebaumöls schätzen gelernt, das in der Naturmedizin der australischen Ureinwohner, der Aborigenes, eine entscheidende Rolle spielt. Er konnte das um so sachkundiger beurteilen, da er Facharzt für Allgemeinmedizin mit viel Praxiserfahrung ist. Unabhängig von meinen Recherchen reifte in ihm offenbar ebenso die Absicht, ein Buch darüber zu veröffentlichen.

Abgesehen vom Zufall unseres Kennenlernens wandte er sich dann auch deshalb an mich, weil er wußte, daß ich in etlichen Sendungen das Teebaumöl bereits behandelt hatte. Außerdem hoffte er, daß ich ihm aufgrund der Kompetenz der Hobbythek für vielerlei Gesundheitsthemen auch mit Kräutern und Essenzen helfen könnte, einige von ihm noch nicht gelöste Probleme in der Anwendung des Teebaumöls zu bewältigen. Zum Beispiel suchte er nach einem geeigneten Emulgator, der es ermöglicht, Teebaumöl wasser-dispergierbar zu machen, es aber auch in eine Creme- oder Salbenbasis einzuarbeiten, um damit Applikationen neuerer Art zu ermöglichen.

Dr. Boehres als großer medizinischer Fachmann und ich mit meinen praktischen Hobbythek-Erfahrungen beschlossen schließlich, unsere Kenntnisse für ein gemeinsames Werk zusammenzulegen. Dabei wurde er mir auch als Mensch außerordentlich sympathisch. Obwohl Schulmediziner von Kopf bis Fuß, hat er doch erhebliche Probleme mit dem Gesundheitsbetrieb in der Bundesrepublik gehabt. Sein Medizinstudium begann er zunächst in Berlin und ging dann nach Freiburg im Breisgau, wo er sein Staatsexamen absolvierte und seine Doktorarbeit über die Behandlung mit elektrischen Herzschrittmachern schrieb. Anschließend arbeitete er an der Freiburger Universität, zunächst in der Dermatologie, dann in der Unfallchirurgie.

Sein besonderes Interesse galt seither den Hauterkrankungen. Später ging er dann als Assistent an verschiedene Krankenhäuser in Deutschland und anschließend für fast sieben Jahre nach Schweden, wo er einige Jahre an Spezialabteilungen (Innere, Chirurgie, Psychiatrie) mittelgroßer und großer Kliniken, aber auch in einer Landarztpraxis arbeitete. Die Tätigkeit in der Allgemeinpraxis bereitete ihm besondere Freude, da sie sehr umfassend war. Sie reichte von der Betreuung von Schwangeren über die von Säuglingen und Kleinkindern bis hin zu alten Menschen. Die Zeit im hohen Norden hat seine Einstellung zur Medizin und seine Arbeit als Arzt sehr stark geprägt. Er lernte, daß man in der Therapie durchaus andere Wege gehen kann, ohne die wissenschaftliche Basis zu verlassen.

In Schweden legt man – anders als in Deutschland – viel mehr Wert auf die Berücksichtigung der Psyche des Menschen. So mußte schon in den siebziger

Jahren jeder schwedische Arzt nach dem Staatsexamen mindestens vier Monate in einer psychiatrischen Klinik arbeiten und noch eine Prüfung an einer Universität ablegen, um die schwedische Lizenz als Arzt zu erhalten – so auch er, und er profitiert heute noch sehr von diesen Erfahrungen.

Wieder zurück in Deutschland arbeitete er erneut in einem Krankenhaus und führte dann zehn Jahre eine eigene Praxis als Landarzt. Es war zwar eine sehr befriedigende Arbeit, die aber an Selbstausbeutung grenzte und mit der romantischen Darstellung des Arztes in Film, Fernsehen oder Büchern nicht viel gemein hatte. Letztlich hat er aber vor allen Dingen deshalb resigniert, weil das Betreiben dieser Praxis sehr teuer war, und schon vor den Seehoferschen Sparbeschlüssen von Krankenkassen außerordentlich ungerecht vergütet wurde. Er meint, daß das Abrechnungssystem der Krankenkassen den Arzt erheblich benachteiligt, der sich mit seinen Patienten Mühe gibt und sie nicht nur mit Apparaten behandelt und mit Medikamenten versorgt. Im übrigen kann dann nur eine Vielzahl von Patienten dafür sorgen, den Aufwand einigermaßen entschädigt zu bekommen, aber – davon ist er fest überzeugt – Masse und Qualität passen insbesondere in der Medizin nicht zusammen. So gibt es Frust auf allen Seiten, bei den Patienten wie bei den Ärzten. Er hätte nie ausreichend Zeit gehabt, sich um seine Patienten so zu kümmern, wie er es eigentlich wollte, und vor allen Dingen sollte ein Arzt sich ja auch noch permanent weiterbilden.

Das waren die Hauptgründe für ihn, die Praxis in Deutschland aufzugeben, um zunächst einmal seiner Abenteuer- und Reiselust zu frönen. Jetzt lebt er mit seiner Familie auf Ibiza, hat eine kleine Praxis, und vor allen Dingen hat er die Zeit, sich seinen Patienten ausgiebig zu widmen. Er ist dort sehr beliebt.

Wie gesagt, der Zufall hat ihn auf das Teebaumöl gebracht, besonders profitierte er davon, daß er den Präsidenten der »Australischen Ätherischen Öl-Company«, den ehemaligen Vorsitzenden der australischen Teebaumöl-Produzenten, W. R. McGilvray, kennenlernte. Dieser teilte ihm viele persönliche Erfahrungen mit und versorgte ihn mit Literatur und unveröffentlichten Berichten.

Nun, liebe Leser, Sie werden bemerken, daß wir dieses Buch in zweierlei Hinsicht angelegt haben: Zunächst einmal wird Ihnen Dr. med. Walter Boehres seine unmittelbaren Erfahrungen darlegen, und bei den jeweiligen Anwendungen werden wir dann die Erfahrungen mit einbringen, die die Hobbythek mittlerweile gesammelt hat und mit denen wir sehr gute Ergebnisse erzielt haben. Für mich war die Zusammenarbeit mit Dr. Boehres ein großer Gewinn.

Gute Gesundheit und viel Spaß beim Lesen dieses Buches.

Ihr

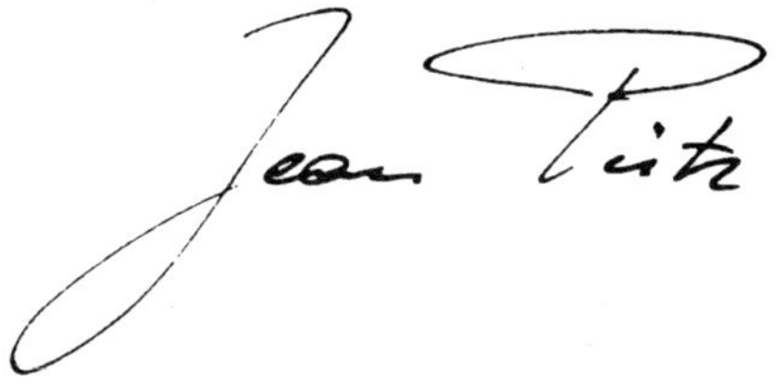

Einleitung

Daß ich selbst jemals ein Buch über Naturheilmittel schreiben würde, hätte ich nie gedacht, denn wie Jean Pütz richtig bemerkt, bin ich durch und durch das, was man – oft mit deutlich negativem Unterton – als Schulmediziner bezeichnet. An dieser Stelle möchte ich die Gelegenheit wahrnehmen, um etwas Wichtiges klarzustellen: Eine gute Schulmedizin besteht aus zwei wesentlichen Komponenten, der Wissenschaft mit Fakten und Erfahrungen und dem Menschen mit seiner Psyche, seinen Empfindungen und Problemen. Leider kommt die menschliche Seite in unserer heutigen Hektik oft zu kurz, aber das ist nicht der Fehler der »Schulmedizin«. Auf der anderen Seite habe ich das Gefühl, daß diejenigen, die von Ganzheitsmedizin reden oder alternative Medizin betreiben und propagieren, oft von der Wissenschaft wenig Ahnung haben. Doch ohne die gibt es auch keine gute Behandlung, d.h. ohne Wissen und Erfahrung wird eine Behandlung sogar sehr gefährlich.

Das Wissen in der Medizin entwickelt sich mit rasanter Geschwindigkeit, und als Arzt hat man Mühe, neben der Praxistätigkeit mit dieser Entwicklung Schritt zu halten. Da bleibt wenig Zeit, um sich zusätzlich mit Tausenden von fraglichen Behandlungsideen zu beschäftigen. Das schließt natürlich nicht aus, daß es auch Mittel und Methoden neben der »normalen« Medizin geben kann, die wirksam sind und zu guten Erfolgen führen.

Aber es gibt auch zahlreiche Methoden und »Zaubermittel«, die von den Menschen bereitwillig und mit unverständlicher Kritiklosigkeit angenommen werden.

Als ich zuerst von den erstaunlichen Wirkungen des Teebaumöls hörte, war ich sehr skeptisch. Eine einzige Substanz sollte gegen so viele unterschiedliche Erkrankungen helfen, das konnte ich kaum glauben.

Vor Ort in Australien erkundigte ich mich, und völlig verschiedene Menschen erzählten mir wahre Wunderdinge von dem Öl. Mein Interesse wuchs und ich fuhr zu den Teebaumplantagen, führte mit den Besitzern stundenlange Gespräche, besorgte mir Literatur und erstand schließlich einen Liter des »Zaubermittels«; ich stand sogar daneben, als es destilliert wurde.

Zurück in Europa probierte ich das Öl dann aus und kam wirklich ins Staunen. Ich bin heute überzeugt, daß wir mit dem Teebaumöl ein ganz hervorragendes Mittel in der Hand haben, das gegen viele sehr verschiedenartige Beschwerden mit ausgezeichnetem Erfolg eingesetzt werden kann. Ein Mittel, das aus purer Natur besteht, denn unverfälschter geht es nicht, die Bäumchen werden weder gespritzt noch künstlich gedüngt, jedenfalls nicht auf den guten Plantagen. Das Öl wird hauptsächlich durch Dampfdestillation gewonnen, und da es sich selbst konserviert, wird nichts, aber auch wirklich überhaupt nichts hinzugefügt.

In diesem Buch möchte ich über die geschichtliche Entwicklung des Teebaumöls berichten, die chemischen Strukturen aufzeigen und vor allen Dingen über meine eigenen Erfahrungen schreiben, die ich bei mehreren hundert Patienten sammeln konnte, und Hinweise für die praktische Nutzanwendung geben.

Bei einigen Krankheiten habe ich auch versucht, in kurzer Form die Ursachen der Erkrankung verständlich zu machen, und auch auf die üblichen Behandlungsmethoden hingewiesen. Ich möchte eine möglichst objektive Information über das Teebaumöl geben. Es handelt sich um ein großartiges Produkt der Natur, das man nicht nur immer statt der »normalen« Medikamente, sondern oft auch gemeinsam mit ihnen anwenden sollte. Auch Kombinationen mit anderen ätherischen Ölen sind von Vorteil – diese wurden aus dem Erfahrungsschatz der Hobbythek übernommen. Die in den Rezepten aufgeführten Zutaten können Sie in den unter *Bezugsquellenverzeichnis* aufgeführten Läden beziehen, die die Rohstoffe der Hobbythek führen.

Dr. med. Walter Boehres

Zur Geschichte des Teebaumöls

Das Teebaumöl geht zurück auf die Aborigines, die australischen Ureinwohner, die seit Jahrtausenden die Vielfalt ihres Kontinents an natürlicher Nahrung und an »Medizinen« nutzen. Vieles von dieser Kultur und Erfahrung ist durch die Europäer zerstört worden und in Vergessenheit geraten, aber mehr und mehr lernt man, dieses Naturvolk zu achten und zu bewundern.

Natürlich kannten die Aborigines keine Destilliergeräte, aber sie hatten und haben andere Methoden, mit denen sie sich die Heilkraft der Pflanzen seit langer Zeit zunutze machen: Sie zerreiben die Blätter des Teebaumes und ihrer anderen Heilpflanzen in den Händen oder zerdrücken sie in Gefäßen und atmen die freiwerdenden Öldämpfe ein. Oder aber sie legen die Blätter auf erhitzte Steine oder in heiße Asche und inhalieren dann die Dämpfe.

Aber sie kennen auch regelrechte Verbände, wobei sie die Blätter und Zweige zerkleinern und zerreiben, erwärmen und als eine Art Brei auf Verletzungen auftragen, mit Lehm bedecken oder mit der Rinde des Baumes einwickeln.

Das Wissen um den Teebaum als Heilpflanze ist also keine Entdeckung der Europäer, sondern diese haben es von den Aborigines übernommen. Allerdings wurden die Anwendungsmethoden verändert, verbessert und intensiviert.

Der Teebaum (Melaleuca alternifolia)

Zunächst möchte ich aber etwas über den Teebaum selbst schreiben. Der Baum, aus dem das gute Öl gewonnen wird, heißt mit seinem botanischen Namen *Melaleuca alternifolia* und hat nichts mit dem tropischen Teestrauch zu tun, aus dessen Blättern wir unseren schwarzen Tee zubereiten. *Melaleuca* kommt aus dem Griechischen: *melas* = schwarz und *leucos* = weiß. Einige Arten haben dunkle Stämme und helle Äste.

Es gibt ca. 215 verschiedene *Melaleuca*-Arten, von denen 210 endemisch in Australien sind, d. h. diese wachsen nur in Australien (Encyclopaedia of Australian plants). Die *Melaleuca*-Arten gehören zu den Myrtaceen (Myrtengewächse), zu denen auch die Eukalyptusbäume zählen. Außerhalb Australiens gibt es fünf weitere, natürlich vorkommende *Melaleuca*-Arten, und zwar in Neuguinea und auf den Philippinen. Zur Ölgewinnung pflanzt man *Melaleuca* neuerdings auch in Simbabwe, Indien, Nordborneo und in Indonesien an. Hierbei handelt es sich im Vergleich zu Australien bisher um kleinere Plantagen.

Der Teebaum – *Melaleuca alternifolia* – wächst ca. vier bis sieben Meter hoch und wird zwei bis vier Meter breit. Die Rinde ist hell- bis dunkelbraun und

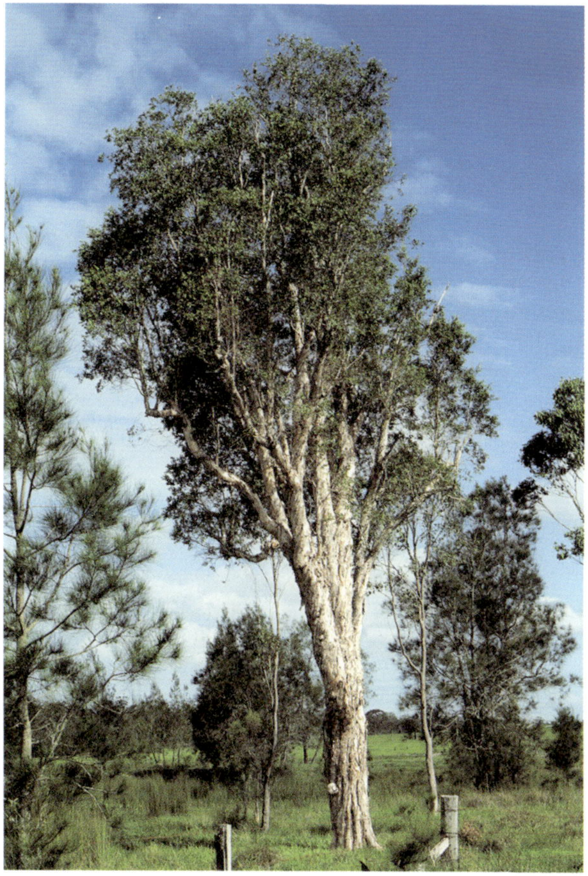

Der Teebaum kann vier bis sieben Meter hoch und bis zu vier Meter breit werden. Lange vor den Europäern entdeckten schon die Aborigines die Heilkräfte des Teebaums.

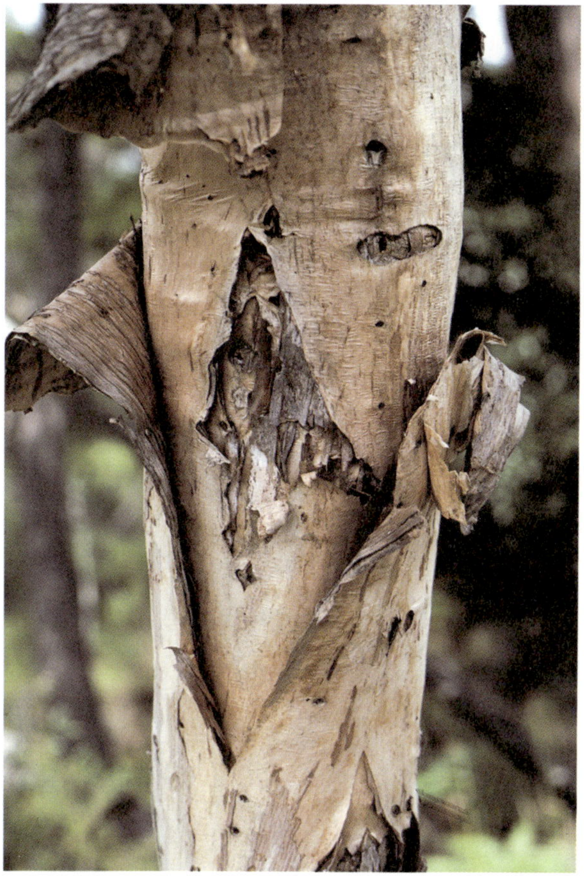

Die Rinde ist hell- bis dunkelbraun und löst sich in dünnen Schichten ab – daher die englische Bezeichnung paperbark (Papierrinde).

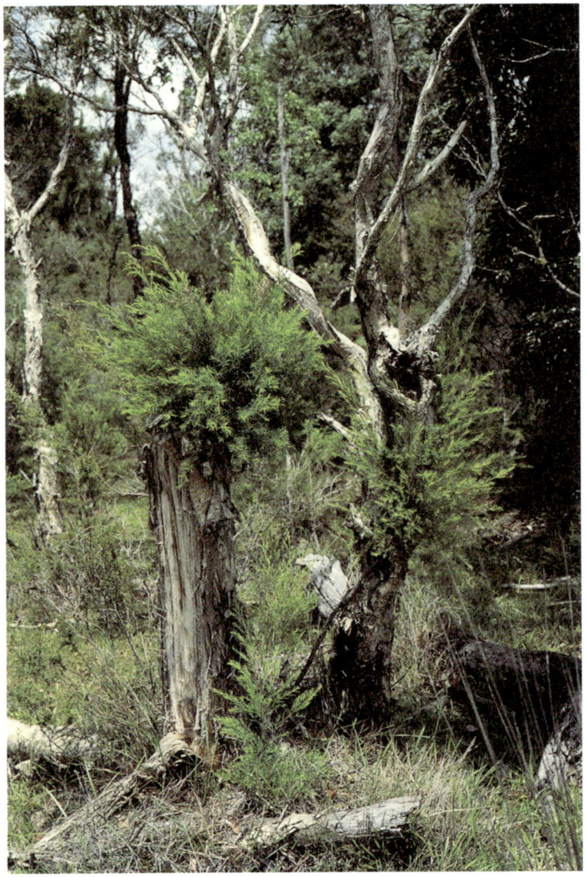

Auch wenn der Teebaum bis zum Boden abgeholzt oder durch ein Buschfeuer vernichtet wird, schlägt er sehr schnell wieder aus und wächst nach.

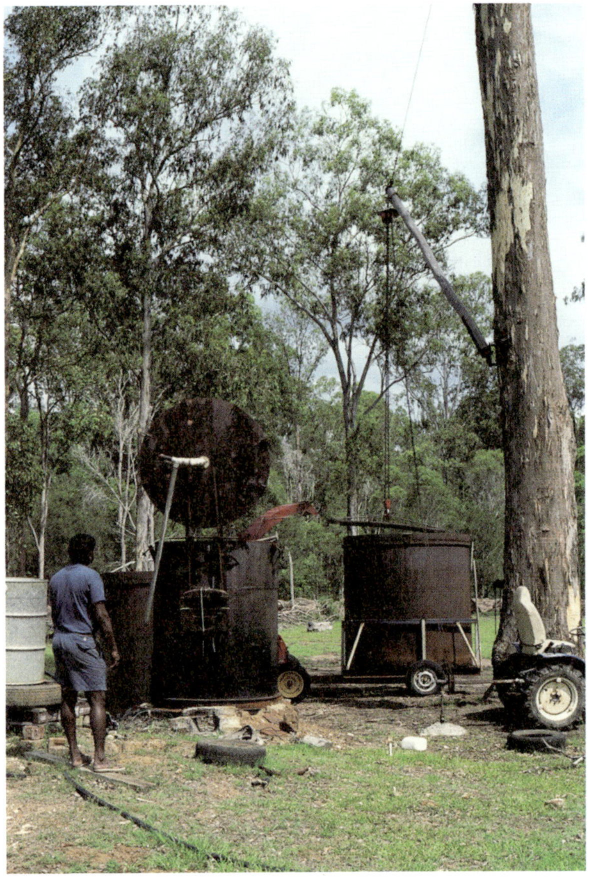

Bis in die achtziger Jahre wurde das Teebaumöl überwiegend im Busch geerntet und destilliert. Auch heute verdienen sich noch viele Menschen mit dieser harten Arbeit ihren Lebensunterhalt.

löst sich in dünnen Schichten ab, daher die englische Bezeichnung paperbark (Papierrinde). Erstaunlich ist, daß der Baum nachwächst, selbst wenn er bis zum Boden abgeschnitten oder durch ein Buschfeuer vernichtet wird, was auf seinen tiefgehenden Wurzeln beruht. Für die moderne Plantagenwirtschaft ist dieser Umstand von entscheidender Bedeutung.

Wie ist »Melaleuca alternifolia« nun zu dem Namen »Teebaum« gekommen?

Es gibt verschiedene Erklärungsversuche: Die einen sagen, daß Kapitän Cook, der um 1770 Australien vom Meer her erforschte und beschrieb, und seine Mannschaft aus den Blättern des Baumes ihren Tee brühten. Wer das aber selbst einmal ausprobiert hat, bekommt seine Zweifel, denn das Gebräu schmeckt scheußlich. Wahrscheinlicher ist, daß Cooks Mannschaft die Blätter von *Melaleuca quinquenervia* verwendet hat, eine Art, die größer wird und auch größere Blätter hat. Dieser Baum wächst auch näher an der Küste, was ebenfalls für diese Theorie spricht. Ein weiterer Grund für die Bezeichnung Teebaum könnte darin liegen, daß dieser Baum auch direkt am Wasser wächst und es einen kleineren See in der Nähe der australischen Küste gibt, dessen Ufer von dieser *Melaleuca*-Art umsäumt werden. Die heruntergefallenen Blätter färben das Wasser dunkelbraun – wie Tee. Heute wird der Name Teebaum für mehrere *Melaleuca*-Arten benutzt, also nicht nur für *Melaleuca alternifolia*.

Australien ist ein riesiger Kontinent von ca. 7700000 km^2. Von Natur aus wächst der Teebaum *Melaleuca alternifolia* nur an der Ostküste Australiens, etwa von Port Macquarie (ca. 350 Kilometer nördlich von Sydney) bis hinauf nach Cape York, der Nordostspitze Australiens, von der Küste bis etwa 90 Kilometer landeinwärts. Der Teebaum bevorzugt feuchte Niederungen oder wächst in der Nähe von Flüssen, übersteht unbeschadet Überschwemmungen und auch leichten bis mäßigen Frost. In Plantagen angebaut wird er hauptsächlich in einem Gebiet, das etwa 4000 km^2 umfaßt. Es liegt im Nordosten von New South Wales unterhalb der Grenze zu Queensland. In dieser Gegend lebten die Bundjalung-Aborigines, und ihnen haben wir das Wissen um die Heilkraft des Teebaumes zu verdanken.

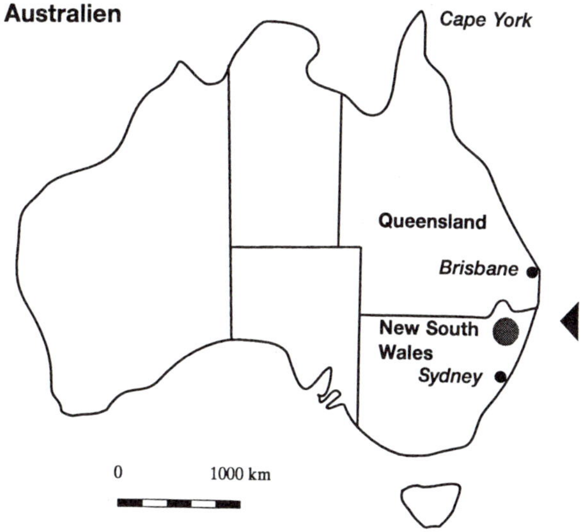

In diesem Gebiet von etwa 4000 km^2 befinden sich die wichtigsten Teebaumplantagen.

1996 befanden sich hier 3000 Hektar der insgesamt 4000 Hektar, die mit *Melaleuca alternifolia* bebaut werden. (In letzter Zeit wurden auch Plantagen in Süd- und Nordqueensland und im Norden und Süden von Westaustralien angelegt.)

Die momentane Jahresproduktion (1997) von Teebaumöl schätzt man auf 200 Tonnen. Die bebaute Fläche und die Produktion hat sich in den letzten Jahren vervielfacht.

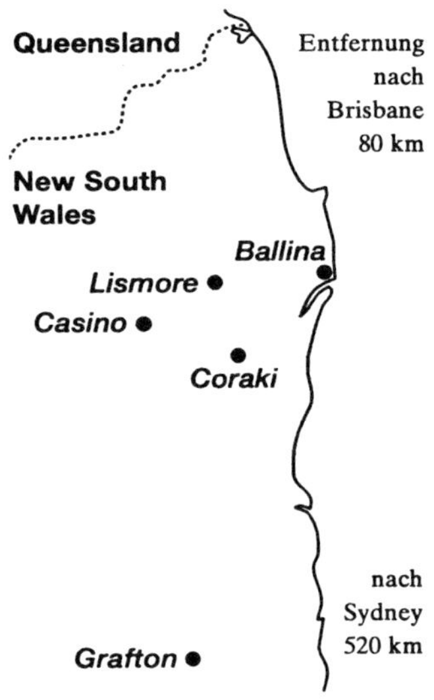

Kerngebiet der Teebaumplantagen.

Die Europäer zerquetschten nun nicht einfach die Blätter, sondern kochten sie auf und destillierten sie. In früheren Jahren wurde ausschließlich im Busch geerntet. Die »Cutter« schlugen mit ihren Macheten die Zweige von den Bäumen und sammelten sie auf. Wenn man bedenkt, daß der Teebaum gern in feuchten oder sumpfigen Gebieten wächst, kann man sich die mit dieser Arbeit verbundene Mühsal vorstellen. Die Fliegen, Mücken und anderen Plagegeister müssen sie nur so umschwärmt haben, und dann gibt es ja in Australien auch eine ganze Reihe giftiger Schlangen und Spinnen, dazu noch die Hitze – eine wirklich mühsame und harte Arbeit.

Aber noch bis in die achtziger Jahre hinein wurde überwiegend auf diese Weise geerntet, und auch heute noch verdienen nicht wenige Menschen ihren Lebensunterhalt mit Ernte und Destillation im Busch. Mich erinnert der Anblick immer an Bilder von illegalen Whiskybrennern aus den USA während der Zeit der Prohibition, als Alkohol verboten war. Dieser Wirtschaftszweig ist immer noch so bedeutend, daß es Anfang 1995 großen Aufruhr gab, weil Umweltschützer die Buschernte unterbinden wollten, und sich die Menschen, die davon leben, natürlich heftig wehrten.

Die desinfizierende und heilende Wirkung des Teebaumöls wurde von den Australiern so hoch eingeschätzt, daß die Soldaten im 1. und 2. Weltkrieg ein Fläschchen davon in ihrer Erste-Hilfe-Ausrüstung hatten. Um die Versorgung mit dem Öl sicherzustellen, waren die »Cutter« und »Destiller« vom Wehrdienst befreit.

Das Teebaumöl geriet in Vergessenheit, als die ersten Antibiotika und andere Medikamente in größerer Menge zur Verfügung standen. Erst Ende der siebziger Jahre wurde es wieder bekannter, und

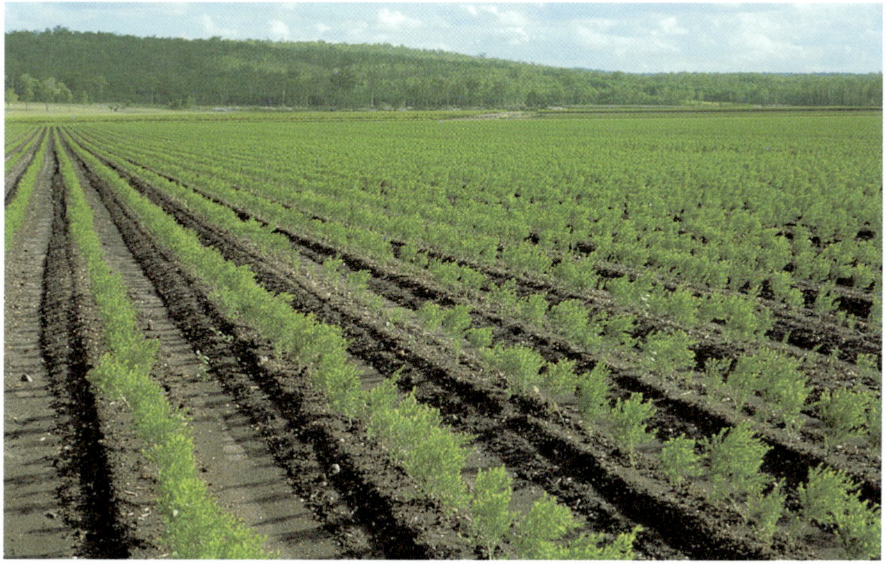

Durch die Buschdestillation war nur eine begrenzte Menge Teebaumöl zu gewinnen. Daher begann man, *Melaleuca alternifolia* in Plantagen zu kultivieren.

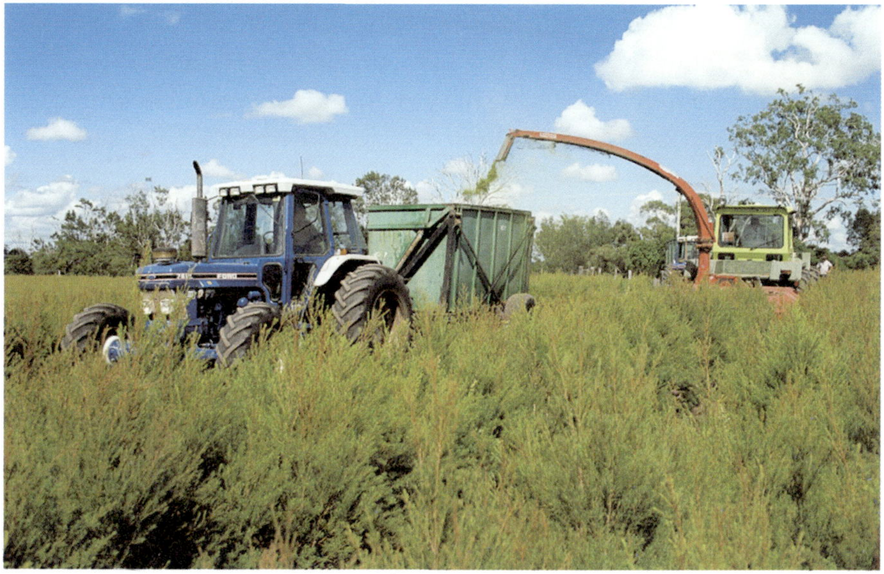

In den Plantagen werden die Bäume zur Teebaumölgewinnung mit Maschinen geerntet, d. h. bis zum Boden abgeschnitten und zerkleinert.

heute scheint es einem Boom an Beliebtheit entgegenzugehen und dies aus gutem Grund. Diese Beliebtheit wird unterstützt durch eine verbreitete Skepsis den »normalen« Medikamenten gegenüber. Prinzipiell begrüße ich diese Skepsis, aber sie sollte in erster Linie bei uns Ärzten angesiedelt sein, denn ich bin davon überzeugt, daß wir sehr gute Medikamente haben, nur werden sie teilweise zu unkritisch eingesetzt. Fast jedes Medikament kann auch unerwünschte Nebenwirkungen haben, und man muß immer gründlich abwägen. Auf der anderen Seite bedeutet rein pflanzlich nicht automatisch auch gut und nützlich für den Menschen, denn auch ein Knollenblätterpilz ist rein pflanzlich, und der Genuß ist meist nur einmalig und endet oft mit dem Tod.

Wie oben erwähnt, wurden noch bis ca. 1980 die Blätter und feinen Zweige ausschließlich im Busch geerntet. Bei der enormen Menge, die man für die Gewinnung des Öls benötigt, war daher nur eine begrenzte Produktion möglich. Somit war es logisch, nach anderen Wegen zu suchen, und man fing an, die Teebäume in Plantagen anzupflanzen. Heute, d.h. 1997, werden ca. 4000 Hektar bebaut, und die Plantagen werden ständig erweitert.

Einmal im Jahr wird geerntet, aber es können auch 15 Monate zwischen den Ernten vergehen, das hängt ganz vom Klima und von der Regenmenge ab. Bei der Ernte sind die Bäumchen 1,5 bis 2 Meter hoch. Aufgrund ihrer tiefen Wurzeln und der großen Regenerationsfähigkeit können die Bäume völlig abgeschnitten werden. Sie werden zerkleinert, kommen in einen großen Behälter und werden mit Wasserdampf erhitzt. Hierbei platzen die kleinen »Säckchen«, in denen das Öl enthalten ist, auf und das Gemisch aus Wasserdampf und Öl wird destilliert. Aus dem Destilliergerät fließen Wasser und Öl, und da Öl leichter ist als Wasser, schwimmt es obenauf und kann leicht durch eine Schwelle vom Wasser getrennt werden.

Zur Gewinnung von zehn Litern Öl benötigt man etwa 1500 Bäume, das entspricht einer Anbaufläche von 500 m^2. Dieser Aufwand macht verständlich, warum Teebaumöl nicht billig ist.

Das Öl hat eine klare bis leicht gelbe Farbe und einen frischen, würzigen Geruch. Die subjektive Beurteilung ist jedoch unterschiedlich, ein höherer Gehalt an Terpenen kann mancher Nase mißfallen. Für Leser, die sich für die genauen chemischen Zusammenhänge interessieren, kommt weiter hinten im Buch ein separater Abschnitt.

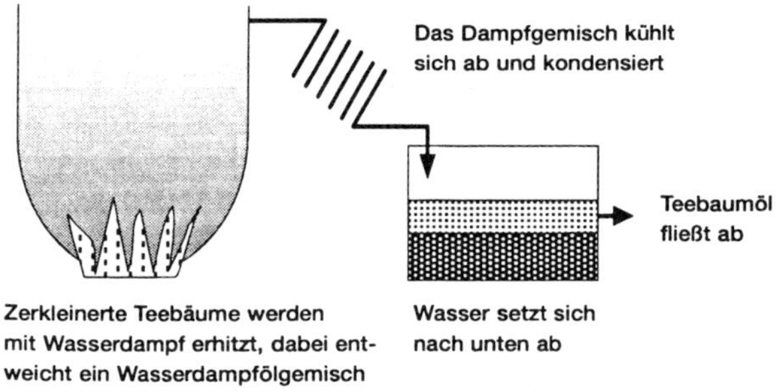

Gewinnung des Teebaumöls durch Dampfdestillation

Zur neueren Geschichte des Teebaumöls

Bereits 1925 berichtete A. R. Penfold in den »Medical and Dental Data« von der wertvollen Nutzung von Teebaumöl im medizinischen und zahnmedizinischen Bereich. Im März 1930 wird in der Nr. 13 des »Medical Journal of Australia« der gute antiseptische Effekt (Abtötung von Krankheitserregern) einer 35prozentigen wasserlöslichen Teebaumölmixtur hervorgehoben. Es wird beschrieben, daß sich der Eiter auflöst, sich die Wunden reinigen und die gesunde Haut nicht angegriffen wird. In den dreißiger Jahren wurde das Öl dann an vielen Orten der Welt von Dentisten zur Behandlung von Vereiterungen, Zahnfleischentzündungen, zur Nervenbehandlung und bei Blutungen eingesetzt.

Im Juni 1962 beschreibt Eduardo F. Peñja in der medizinischen Zeitschrift »Obstetrics and Gynaecology« die guten Behandlungserfolge mit Teebaumöl bei Infektionen der Vagina.

Dies sind nur einige wenige Beispiele von Veröffentlichungen. Seitdem das Öl wieder an Bekanntheit gewonnen hat und das Interesse gestiegen ist, gibt es aus der ganzen Welt eine Vielzahl von wissenschaftlichen Artikeln über Untersuchungen in Labors und über klinische Beobachtungen und Ergebnisse, auch von Universitäten verschiedenster Länder. Das Teebaumöl ist heute nicht mehr nur ein überliefertes Heilmittel, sondern ist auf »Herz und Nieren« geprüft worden, so, wie man es mit anderen in der Medizin benutzten Pharmaka auch macht.

Teebaumöl zwischen Naturmedizin und Medikamenten aus der Retorte

Wie schon in meinem Vorwort erwähnt, gibt es leider ein Problem, das das Teebaumöl mit allen Heildrogen teilt, die die Natur als Ganzheit zur Verfügung stellt. Es betrifft Kräuter, Kräuterextrakte und besonders ätherische Öle. Im Hobbythek-Buch »Gesundheit mit Kräutern und Essenzen« bin ich, Jean Pütz, ausführlich darauf eingegangen (siehe »Gesundheit mit Kräutern und Essenzen Seite 21–152).

Gerade weil von Quacksalbern, Geschäftemachern und angeblichen Wunderheilern häufig Versprechungen bezüglich der verschiedensten Wirkungen aus der Naturmedizin gemacht wurden, war es richtig, daß sich der Gesetzgeber damit befaßt hat (2. Arzneimittelgesetz der BRD vom 1. Januar 1978). Allerdings bestand lange die Gefahr, daß hier der Teufel mit dem Beelzebub ausgetrieben wurde und daß alle Naturmedikamente durch das Raster gefallen wären, denn sie sollten den gleichen Prüfkriterien unterworfen werden wie synthetisch entwickelte Wirkstoffe aus der chemischen Retorte. Da Naturstoffe aber sehr viele Wirkstoffe besitzen und vor allem durch ihre natürliche, harmonisch gewachsene Ganzheit wirken und deshalb von Natur aus erheblichen Schwankungsbreiten der Inhaltsstoffe ausgesetzt sind, wäre es für sie schwer gewesen, diesen formalen Prüfkriterien standzuhalten. Weiterhin wäre die Frage zu stellen, ob überhaupt jemand bereit gewesen wäre, diese anzumelden, denn auf Stoffe, die die Natur zur Verfügung stellt, können keine Patente erteilt werden. Das heißt selbst wenn jemand bereit wäre, das viele Geld (es sind Millionen von DM) auszugeben, das mit einer Medikamentenzulassung verbunden ist, würde davon gleichermaßen die ganze Konkurrenz profitieren. Deshalb wurde 1978 eine Frist von zwölf Jahren gesetzt, in der eine vereinfachte Zulassung von Naturdrogen möglich war. Es wurde sogar eine Kommission beim damaligen Bundesgesundheitsamt in Berlin gebildet, die für viele Naturstoffe (zum Beispiel Tees und ätherische Öle) eine Monographie und unter Umständen sogar eine Standardzulassung erarbeitete. Darin sind Wirkungen und Nebenwirkungen sowie Dosierungsanleitungen ausgewiesen.

Auf diese Weise sind etliche hundert Kräuter und Extrakte in die Liste geraten und können entsprechend als Medikament verkauft werden. Ein Nachteil dabei ist, daß es vorwiegend einheimische Drogen sind, die dort zugelassen wurden. Im Zusammenhang mit Teebaumöl wird Sie sicherlich interessieren, welche ätherischen Öle dies sind, deshalb an dieser Stelle einige Beispiele: Anis-, Baldrian-, Kampfer-, Eukalyptus-, Fenchel-, Kamillen-, Pfefferminz-, Rosmarin-, Salbei-, Thymian-, Wacholderbeeröl und andere.

Das Problem ist, daß 1990 diese Frist ablief, und ab diesem Stichtag muß für alle neuen Heilmittel der oben beschriebene sehr kostenaufwendige Wirkungsnachweis geführt werden. Das gilt auch für Drogen, deren gesamten Bestandteile durch die bisher erlassenen Monographien erfaßt sind, auch für Teebaumöl.

Nun gibt es aber auch eine Monographieliste von Substanzen, die von der Weltgesundheitsorganisation (WHO) herausgegeben wird. In dieser ist Teebaumöl aufgenommen, und auch die Risiken, ebenso wie die Nebenwirkungen – zum Beispiel können einige Menschen allergisch darauf reagieren – sind bekannt. Toxisch ist das Teebaumöl nicht, und es müßte eigentlich ein einfaches sein, durch einen administrativen Akt dieses Teebaumöl auch in Deutschland zuzulassen. Dazu scheint die Verwaltung derzeit aber noch nicht bereit zu sein, obwohl Teebaumöl eine der preiswertesten Substanzen ist, mit dem viele kleine Wehwehchen behoben werden könnten, ohne die Krankenkassen zu schröpfen. Das gilt für alle Anwendungen, die wir in diesem Buch beschreiben.

Zur Vorsicht würde ich jedem, der stark allergiegefährdet ist, raten, einen kleinen Test zu machen: Wählen Sie zwei oder drei Stellen auf der Haut Ihres Innenarmes aus und tragen Sie dort eine Mischung aus fünf Tropfen Pflanzenöl und einem Tropfen Teebaumöl auf. Nach acht Tagen wiederholen Sie diesen Test noch einmal und wenn sich dann ebenfalls noch keine Rötung zeigt, dann können Sie sicher sein, daß Sie Teebaumöl sehr gut vertragen.

Aber selbst wenn Teebaumöl in Deutschland für Zwecke der Heilbehandlung verboten würde, dann können Sie es immer noch kaufen, denn es ist in jedem Fall für kosmetische Zwecke erlaubt. Dies kann der Gesetzgeber nicht verbieten. Deswegen werden Sie sich wahrscheinlich damit anfreunden müssen, daß auf Ihrer Flasche Teebaumöl stets der Zusatz »Nur für kosmetische Zwecke« steht, aber lassen Sie sich dadurch nicht irritieren. Sofern die Bezeichnung »Melaleuca alternifolia« und der Zusatz »Aus der Stammpflanze« oder »G u.o«, d.h. »Genuin und origin« auftaucht, können Sie – sofern Sie Vertrauen in den Händler haben – sicher sein, daß es sich um eine Qualität handelt, die für alle unsere Anwendungszwecke geeignet ist.

Lassen Sie es mich noch einmal sagen: Teebaumöl steht auf der Liste der Weltgesundheitsorganisation für die Weltzulassung als Naturheilmittel. Ein weiteres gewichtiges Argument spricht für Teebaumöl: Es hat ähnliche Wirkungen wie beispielsweise das durch Monographie zugelassene Eukalyptusöl, ist dabei aber viel weniger toxisch und in der Wirkung wesentlich milder. Die Haut wird jedenfalls erheblich weniger gereizt.

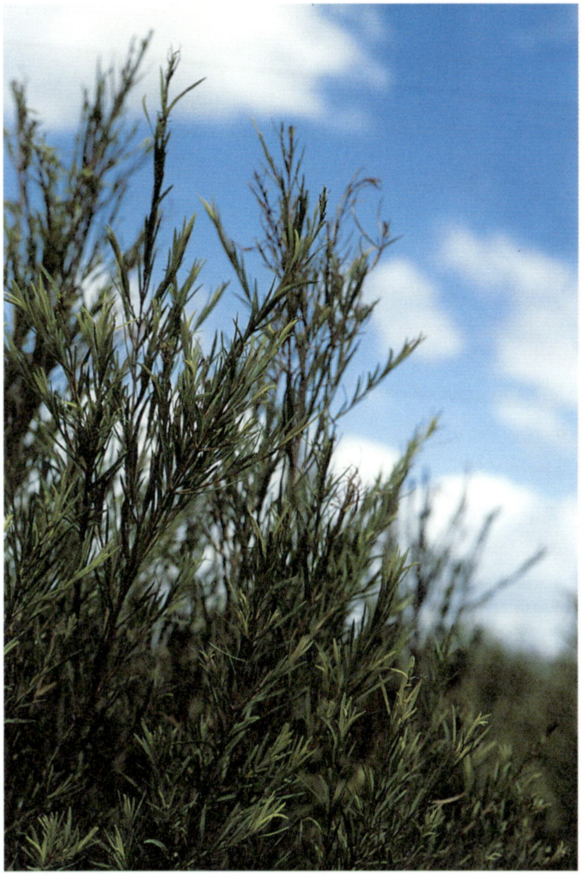

Die schmalen Blätter des Teebaums erinnern ein wenig an die der Nadelbäume. Die Europäer zerquetschten diese zur Ölgewinnung nicht einfach, sondern kochten sie auf und destillierten sie.

Chemische und physikalische Charakteristika des Teebaumöls

Das Öl hat eine klare bis leicht gelbe Farbe und einen würzigen Geruch. Gerade dieser wird unterschiedlich empfunden, die einen geben das Öl in Duftlampen, die anderen empfinden ihn als unangenehm. Verantwortlich für den »herben« Duft ist das Terpinen-4-ol, und ausgerechnet dieser Stoff ist hauptsächlich für die vielen positiven Eigenschaften des Öls verantwortlich.

Physikalische Daten:

spezifisches Gewicht: bei 20 °C um 0,90
Flammpunkt: 57–60 °C
Zündtemperatur: 72 °C
Siedebereich: 116–265 °C

Ein Teil Teebaumöl gelöst in zwei Teilen 85prozentigem Alkohol muß eine klare Lösung ergeben.

Teebaumöl ist stark lipophil, d. h. in Fett löslich und löst Fette auf. Auf dieser Eigenschaft beruht ein Teil der starken antibakteriellen Wirkung und vor allem die außerordentlich gute Penetrationsfähigkeit des Öls in die Haut und das darunterliegende Gewebe.

Die wichtigsten Komponenten des Teebaumöls

Teebaumöl ist ein komplex zusammengesetztes Öl. Bisher sind nahezu 100 Komponenten isoliert worden, aber es konnten noch nicht alle chemisch charakterisiert werden. Terpinen-4-ol, verschiedene andere Terpenalkohole, Sesquiterpene, 1,8-Cineol und p-Cymene sind bei weitem die dominierenden Bestandteile dieses Öls.

Durch Gaschromatographie analysierte Komponenten des Teebaumöls:
(Die wichtigsten Bestandteile sind fett gedruckt)

Nr.	Substanz	Anteil in %
1	Alpha-Thujen	0,76
2	Alpha-Pinen	2,62
3	Camphene	Spur
4	Beta-Pinen	0,67
5	Sabinen	0,13
6	unbekannt, M.W. 138	Spur
7	Myrcen	0,95
8	Alpha-Phellandren	0,50
9	Alpha-Terpinen	9,98
10	Limonen	1,21
11	Beta-Phellandren	0,75
12	**1,8-Cineol**	**3,32**
13	Gamma-Terpinen	21,29
14	P-Cymen	4,22
15	Alpha-Terpinolen	3,64
16	A-Menthatrien	Spur

17	Cymenen	0,12
18	Alpha-Cubenen	0,11
19	A-Sesquiterpen	0,13
20	Alpha-Copaen	0,16
21	Alpha-Gurjunen	0,55
22	A-Sesquiterpen	0,11
23	**Terpinen-4-ol**	**37,54**
24	Caryophyllen	1,54
25	Alpha-Bulnesen	0,36
26	Alloaromadendren	0,66
27	A-Sesquiterpen	0,38
28	Humulene	0,12
29	Alpha-Terpineol	3,00
30	A-Sesquiterpen	1,1
	weitere A-Sesquiterpene	0,53

Die Prozentanteile können je nach Klimabedingungen stark schwanken.

Dies ist eine Durchschnittsanalyse eines guten Teebaumöls. In Australien hat man einen Standard festgesetzt, den ein gutes Öl erfüllen muß. Danach darf ein Öl maximal 15 Prozent 1,8-Cineol enthalten und muß dagegen aber mindestens einen Anteil von 30 Prozent Terpinen-4-ol haben. Nur Öle, die diese Kriterien erfüllen, dürfen in Australien als »Tea Tree Oil« bezeichnet werden. 1,8-Cineol ist der Hauptbestandteil im Eukalyptusöl (Gehalt bis zu 70 Prozent). Auch bei *Melaleuca alternifolia* kann der 1,8-Cineol-Anteil auf bis zu 60 bis 70 Prozent ansteigen! Diese Substanz vermag Haut- und Schleimhautreizungen hervorzurufen, und daher möchte man ihren Anteil im Teebaumöl besonders gering halten. Das Terpinen-4-ol ist hauptsächlich für die positiven Eigenschaften des Öls verantwortlich, daher soll sein Gehalt möglichst hoch sein.

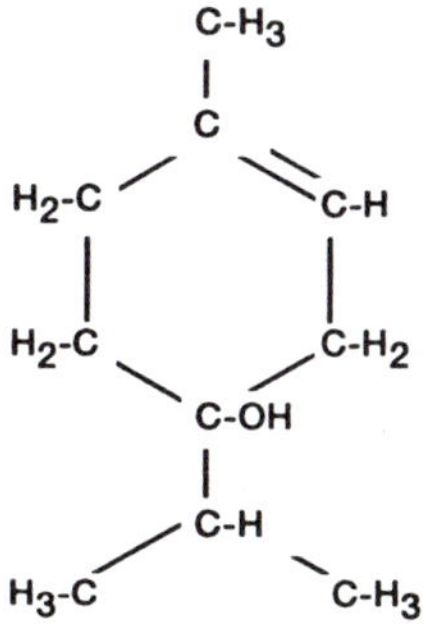

Terpinen-4-ol

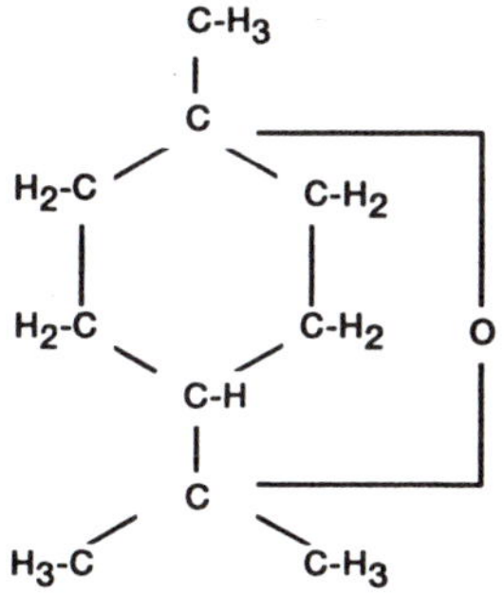

1,8-Cineol

Die chemischen Strukturen von Terpinen-4-ol und 1,8-Cineol, den wichtigsten Bestandteilen des Teebaumöls.

Die Zusammensetzung des Teebaumöls kann von Plantage zu Plantage sehr unterschiedlich sein, selbst wenn diese nur einige Kilometer auseinanderliegen. Aber auch bei ein und derselben Plantage ist das Öl unterschiedlich. Es hängt von der Temperatur und vom Regen ab, und danach richtet sich auch, ob schon nach acht Monaten oder erst nach eineinhalb Jahren geerntet werden kann. Selbst die Zeit, die zwischen Ernte und Destillation vergeht, verändert die Ölzusammensetzung, und auch die Destillationsdauer spielt eine Rolle, Dinge, die man erst in den letzten Jahren herausgefunden hat.

Ein wirklich gutes Öl enthält zwischen zwei und drei Prozent 1,8-Cineol und zwischen 35 und 40 Prozent Terpinen-4-ol.

Achtung

Teebaumöl und Teebaumöl ist also nicht immer das gleiche, es gibt Qualitäts- und natürlich auch Preisunterschiede. Verwechseln Sie nicht die Begriffe »naturrein« (hier können auch verschiedene naturreine Öle gemischt sein, also nicht nur Teebaumöle) und »hundertprozentig« (reines Teebaumöl von *Melaleuca alternifolia* ohne Zusatz, auch kein anderes Teebaumöl). Auch hier in Deutschland werden einige Öle vertrieben, die nach meiner sicheren Überzeugung – besser gesagt: Nase – nicht aus 100 Prozent reinem Teebaumöl bestehen, ohne daß dies auf dem Etikett deklariert ist. Für die Vertreiber ist die Versuchung zu Mogeleien natürlich groß, da die Produktion von 100prozentigem Teebaumöl mit großem Aufwand und entsprechenden Kosten verbunden ist. Der schlimmste, mir bekannte Panschversuch geschah in den USA, wo Betrüger vier Tonnen eines Gemisches mit synthetisch hergestelltem Terpinen-4-ol, das bei der Herstellung von Menthol angefallen war, als echtes Öl von *Melaleuca alternifolia* verkaufen wollten.

Das reine Teebaumöl enthält keinerlei Fremdstoffe, auch kein Konservierungsmittel, denn da es sich selbst haltbar macht, braucht es diese nicht. Auch wenn die Fläschchen mit einem Verfallsdatum gekennzeichnet sind, hält sich das Öl wesentlich länger. Es kann sich theoretisch durch UV-Strahlen und Sauerstoff verändern, daher wird es lichtgeschützt aufbewahrt und die Fässer werden möglichst luftfrei verschlossen oder die normale Luft wird durch Stickstoff ersetzt. Ich selbst habe aber Ölfläschchen aus weißem Glas gesehen, die über sieben Jahre im offenen Regal bei australischen Temperaturen, d. h. bis 40° C, aufbewahrt wurden, und das Öl hatte sich weder in der Farbe noch im Geruch oder der Qualität verändert. Aus der Literatur ist mir bekannt, daß Teebaumöl problemlos zehn Jahre ohne chemische Veränderung überstanden hat. Trotzdem sollte man angebrochene Fläschchen nicht gerade in die pralle Sonne oder auf die Heizung stellen.

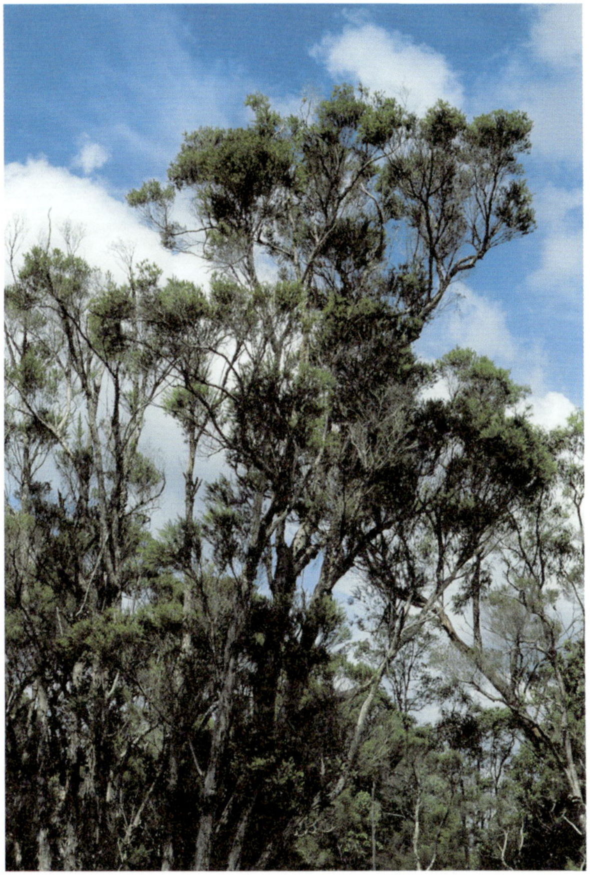

Die Größe des bis zu sieben Meter hohen Teebaums macht die Ernte sehr schwierig. In den Plantagen läßt man die Bäume deshalb nur maximal zwei Meter hoch werden, bevor man sie aberntet.

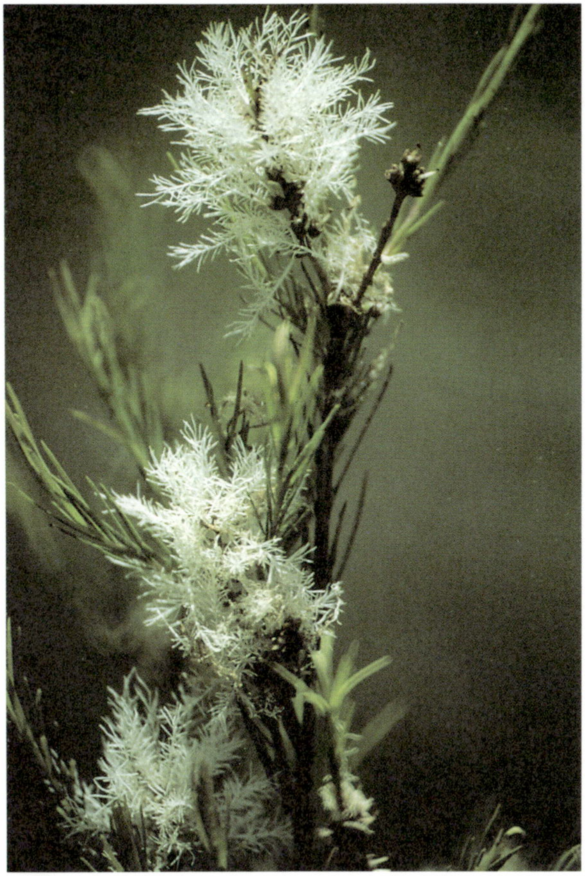

Wunderschön anzusehen sind die Blüten des Teebaums.

Wissenschaftliche Fakten über das Teebaumöl

Bakteriologische Tests

Teebaumöl hat eine starke bakterizide (Bakterien abtötende) und fungizide (Pilze abtötende) Wirkung. Dies ist in verschiedenen Laboratorien, auch an Universitäten zum Beispiel in Australien und den USA, auf die gleiche Weise getestet worden, wie man es zum Beispiel mit Antibiotika oder mit Substanzen macht, die gegen Pilze wirken. Hierzu »beimpft« man spezielle Nährböden mit verschiedenen Bakterien oder Pilzstämmen, läßt sie wachsen und gibt dann ein Antibiotikum oder in diesem Fall Teebaumöl hinzu. Dann beobachtet man, was mit den Bakterien und Pilzen passiert. Wenn das Mittel wirkt, sterben die Bakterien und Pilze ab.

Diese Versuche hat man mit unterschiedlichen Verdünnungen des Teebaumöls gemacht. Eine schwedische Studie zeigt, daß eine Verdünnung von einem Teil Teebaumöl in 25 Teilen Wasser einen ausgesprochen abtötenden Effekt auf Bakterien und Pilze hat. Eine 15prozentige Lösung war auch wirksam gegen Enterokokken und *Pseudomonas*. Diese Bakterien sind sehr widerstandsfähig, wir bezeichnen sie als Problemkeime. Bei Anwesenheit von Blut und anderen Körperflüssigkeiten muß man für den gleichen Effekt den Teebaumöl-Anteil erhöhen, diese Tatsache gilt aber auch für andere bakterientötende Mittel.

An der Universität von Sydney führte man die folgenden Untersuchungen durch: Man verdünnte eine 30prozentige Teebaumölmixtur mit destilliertem Wasser und gab diese Mischung zu einer Lösung, die Bakterien enthielt. Diese neue Mischung hat man dann auf Nährböden gegeben und beobachtet, ob die Bakterien wachsen oder nicht. Selbst wenn das 30prozentige Teebaumöl im Verhältnis 1:400 verdünnt worden war, wuchsen keine Bakterien, im konkreten Fall waren es hämolytische Streptokokken.

Es gibt eine ganze Reihe solcher Untersuchungen, dies sind nur einige Beispiele.

Toxizität (Giftigkeit)

Teebaumöl wurde auf seine eventuelle Schädlichkeit für den Organismus nach dem sogenannten Ames-Test getestet:

Man weiß, daß das Bakterium *Salmonella typhimurium* besonders empfindlich auf Stoffe reagiert, die die DNS (Desoxyribonukleinsäure) verändern. Da Teebaumöl einen antibakteriellen Effekt hat, konnte nur bis zu einer Konzentration von 50 Mikrogramm getestet werden. Bis zu dieser Konzentration wurden jedoch keinerlei DNS-Veränderungen festgestellt. Daraus kann man schließen, daß

Teebaumöl keinen schädigenden Effekt auf die Erbmasse hat und auch keine karzinogene (krebsauslösende) Aktivität besitzt.

Eine wichtige Größe bei Substanzen und insbesondere Arzneimitteln ist die sogenannte LD 50. Dies ist die Dosis, bei der die Hälfte der Versuchstiere eingeht. Leider ist diese Meßzahl immer noch ein wichtiges Kriterium zur Prüfung von Chemikalien und Arzneimitteln, obwohl es mittlerweile andere Methoden gibt, bei denen Tiere nicht gequält oder sogar getötet werden. Aber die Mühlen der deutschen und europäischen Verwaltungen mahlen langsam.

Diese Dosis wurde für die zwei wichtigsten Komponenten des Teebaumöls bestimmt, einmal für das Terpinen-4-ol, das besonders hoch sein soll, da ihm die positiven Effekte zugeschrieben werden, und dann für das 1,8-Cineol, das möglichst niedrig sein soll, da es für eventuelle Nebenwirkungen wie Hautreizung etc. verantwortlich gemacht wird. An verschiedenen Tieren wurde eine LD 50 von ca. 2,5 Milliliter pro Kilogramm Körpergewicht ermittelt. (entnommen aus der »Hazardous Substances Data Bank of Australia«). Ein 30 Kilogramm schweres Kind käme erst in Gefahr, wenn es 75 Milliliter trinken würde, bei einem 75 Kilogramm schweren Erwachsenen sind es fast 200 Milliliter – ein Bierglas. Aber Teebaumöl schmeckt so scheußlich, daß freiwillig wohl niemand mehr als einen bis fünf Milliliter trinken würde. Also keine Gefahr.

Nun ist es vielleicht erschreckend, wenn ich hier auf die tödliche Dosis zu sprechen komme, aber hiermit möchte ich unterstreichen, daß diese Substanz wirklich exakt wissenschaftlich untersucht worden ist. Überraschen wird Sie vielleicht, daß zum Beispiel Eukalyptusöl wesentlich toxischer (giftiger) ist als Teebaumöl, denn es enthält bis zu 70 Prozent 1,8-Cineol. Teebaumöl und ähnliche ätherische Öle können generell die Schleimhäute reizen, es ist aber eine Frage der Dosierung. Wenn es eingenommen wird, erfolgt die Metabolisierung (Verstoffwechselung) in der Leber, und es wird dann als harmloses Abbauprodukt in zwei bis drei Tagen zu 60 bis 80 Prozent mit dem Urin, der Rest mit dem Stuhlgang ausgeschieden.

Mit unseren »normalen« Medikamenten ist es ja auch so, daß eine zu niedrige Dosierung oft keinen Effekt zeigt, eine optimale Dosierung unter Umständen lebensrettend ist und eine zu hohe Dosierung ernsthafte Nebenwirkungen verursachen oder auch zum Tod führen kann. Auch mit Genußmitteln ist es ähnlich: So führt zum Beispiel das Gewürz Safran in gar nicht allzu großen Dosen zu starken Beschwerden, wird aber sonst wegen seiner Farbe und des Geschmacks geschätzt. Auch gegen ein gutes Glas Wein ist nichts einzuwenden, Alkohol in größeren Mengen dagegen ist pures Gift, wie jedermann weiß.

Das Europäische Parlament hat 1981 das Teebaumöl in die Liste von Pflanzen und deren Extrakten aufgenommen, die sogar in Nahrungsmitteln zulässig sind.

Auch die lokale, d.h. örtliche Toxizität des Teebaumöls hat man untersucht (OECD-Methode 402). Zwei Gramm pro Kilogramm Körpergewicht wurde auf die Haut von Tieren (Kaninchen, Meerschweinchen) aufgetragen und dort 24 Stunden belassen. In einem Fall ergab sich ein leichter Durchfall, ansonsten zeigten sich keinerlei Nebenwirkungen. Auf den Menschen bezogen müßte ein 30 Kilogramm schweres Kind mit 60 Gramm Teebaumöl eingerieben werden, was niemals passieren kann.

Auch eine eventuelle Irritation oder Schädigung der Haut wurde getestet (OECD-Methode 406). Es gab keine Anzeichen für Überreaktionen.

Ebenso wurden Langzeittests (OECD 404) sowohl an intakter als auch an beschädigter Haut vorgenommen. Es ergaben sich keine sichtbaren Veränderungen.

Etliche weitere Untersuchungen sind vorgenommen worden. Soweit sie interessant und aufschlußreich sind, werde ich sie bei den entsprechenden Anwendungsmöglichkeiten beschreiben.

Praktische Anwendungen und klinische Daten

Akne

Das Wort Akne kommt aus dem Griechischen und ist vermutlich eine Entstellung von »akme«, was Blüte bedeutet. Eine »Hautblüte« besonderer Art, die ausgerechnet dann am häufigsten auftritt, wenn Schönsein besonders wichtig ist, nämlich während der Pubertät. Wie und warum entstehen aber solche »Blüten«?

Die Talgproduktion der Haut erfolgt durch sogenannte holokrine Talgdrüsen. Darunter versteht man Drüsen, bei denen die Zellen bei der Sekretbildung, in diesem Fall der Talgproduktion, zugrunde gehen, mit abgestoßen und durch nachrückende Zellen ersetzt werden.

An unserem Körper gibt es

- talgdrüsenreiche Gebiete: Gesicht, Kopfhaut, Nacken, vordere und hintere Mittellinie des Körpers und die Genitalregion.
- talgdrüsenarme Gebiete: Unterarme und Beine, Körperflanken.
- talgdrüsenfreie Gebiete: Handinnenflächen und Fußsohlen.

Die Talgsekretion ist in der Kindheit gering, steigt während der Pubertät durch hormonelle Einflüsse an, erreicht dann ihren normalen Wert und sinkt im Alter wieder ab. Bei einer Überfunktion der Talgdrüsen sprechen wir von Seborrhoe. Sie ist für verschiedene Akneformen und das seborrhoische Ekzem ursächlich verantwortlich. Zusätzlich spielen hormonelle und andere Faktoren sowie die körperliche Veranlagung eine Rolle.

Die bekannteste Talgdrüsenerkrankung ist die Akne, medizinisch »Acne vulgaris«. Im einzelnen geschieht folgendes: Die Ausgänge der Talgdrüsen verschließen sich durch verstärkte Keratose (Verhornung) der Zellen, Sekret wird zurückgehalten und es bilden sich Mitesser (Comedonen). Sie bestehen aus Talg und abgestoßenen Hornzellen, ihre schwarze Verfärbung beruht auf dem sogenannten Hornschwarz. Talgbestandteile dringen in das umgebende Gewebe ein, es kommt zu entzündlichen Reaktionen und zur bakteriellen Sekundärinfektion mit Rötung, Schwellung und Eiter.

Es gibt eine ganze Reihe verschiedener Akneformen, zum Teil können sie auch durch Medikamente oder chemische Substanzen hervorgerufen werden.

Die Behandlung der Akne

In der Regel erfolgt die Behandlung äußerlich, in schweren Fällen muß man aber auch Medikamente einnehmen, die dann meist ein Antibiotikum enthalten. Besonders bewährt hat sich hier das Minocyclin, ein besonderes Tetracyclin.

Behandlung mit Teebaumöl

Bei der örtlichen Behandlung kann man mit großem Vorteil das Teebaumöl einsetzen. Hierzu gibt es mehrere klinische Prüfungen: So wurde eine Gruppe von Aknepatienten mit einer fünfprozentigen Benzoylperoxid-Lotion und eine andere Gruppe mit fünfprozentigem Teebaumöl behandelt. Benzoylperoxid ist ein sehr häufig eingesetztes Medikament, das unter verschiedenen Namen im Handel ist. Es zeigte sich, daß Benzoylperoxid zunächst besser wirkte, sich nach zwei bis drei Wochen der Unterschied aber ausglich. Der große Vorteil von Teebaumöl bei der Behandlung besteht darin, daß es von der Haut sehr gut vertragen wird, während andere Präparate oft dazu führen, daß die Haut spannt und juckt, sich rötet, austrocknet und sich »pellt«, wobei letztere Effekte Teil der Therapie sind. Durch Sonneneinstrahlung werden diese Hautreaktionen verstärkt, und bei Reisen in den Süden muß man die Therapie daher meist aussetzen. Bei nicht wenigen Patienten führen gerade diese Hautreaktionen zum Abbrechen der Therapie, aber eine Aknebehandlung sollte sich immer über einen längeren Zeitraum erstrecken. Man will ja auch die Entstehung neuer Pickel verhindern. Die Behandlung mit Teebaumöl dagegen belastet die Haut in keiner Weise, man muß also auch in der Sonne nicht extra vorsichtig sein.

Eine fünfprozentige Lotion reicht aus für die tägliche Behandlung. Am einfachsten nimmt man 100 Milliliter des Kosmetischen Basiswassers der Hobbythek (siehe *Seite 31*), eines Gesichtswassers oder einer Hautlotion und gibt fünf bis sechs Milliliter Teebaumöl hinzu. Wer möchte, kann zu Beginn auch eine stärkere Mischung verwenden. Wem der Geruch zu intensiv ist, kann diesen mit einigen Tropfen eines ätherischen Öls, zum Beispiel Lemongras, kaschieren oder auch einige Tropfen eines Parfums hinzufügen.

Bestehende Pickel betupft man am besten zwei- bis dreimal täglich mit dem unverdünnten Öl. Hier wirkt Teebaumöl sogar schneller als das bisher übliche Benzoylperoxid und andere lokal wirkende Arzneien. Dies kommt durch seinen entzündungshemmenden Effekt und durch die direkte antibakterielle Wirkung, vielleicht vergleichbar mit einer Creme, die ein Antibiotikum und Kortison enthält. Beim Teebaumöl kommt noch das ausgezeichnete Penetrationsvermögen hinzu, d. h. es dringt schnell und gut in die Haut und die darunter liegenden Schichten ein.

Die Hobbythek hatte Ihnen, liebe Leser und Leserinnen, versprochen, auch einige ihrer Rezepte zur Teebaumöl-Anwendung einzubringen, denn manche Rohstoffe, die Dr. Boehres eingesetzt hat, sind hier in Deutschland oft schwer zu bekommen beziehungsweise unsere erscheinen uns erheblich milder.

Hier nun das erste Hobbythek-Rezept:

Wir haben besondere Kompetenz in kosmetischen Anwendungen, daher hier eine äußerst bewährte Waschlotion, die bei unreiner Haut wahre Wunder vollbringt. Wir verwenden dabei das wohl mildeste Waschtensid, das man sich denken kann. Es brennt selbst in konzentrierter Form noch nicht einmal in den Augen. Wir haben es aus diesem Grunde auch ***Facetensid****, d. h. Gesichtstensid, genannt. Es wird aus Rohstoffen der Natur gewonnen. Für die, die es etwas genauer wissen wollen, hier auch die offizielle chemische Bezeichnung: Es handelt sich um ein Citronensäureallylpolyglykolester-sulfosuccinat.*

In unserem Hobbythek-Buch »Darm & Po« haben wir dieses Tensid auf Seite 65 genauer beschrieben. ***Kalweg*** *entspricht einer 50%igen Zitronensäurelösung,* ***Rewoderm*** *ist ein rein pflanzliches Verdikkungsmittel, das gleichzeitig auch Rückfettungseigenschaften besitzt und außerordentlich hautverträglich ist. Es handelt sich um ein nichtionisches Tensid, das weitgehend aus Kokosfett und Glycerin gewonnen wird. Die aufgeführten Zutaten können Sie in den unter Bezugsquellenverzeichnis aufgeführten Läden beziehen, die die Rohstoffe der Hobbythek führen.*

Wir empfehlen diese sanfte Waschlotion zur schonenden Reinigung Ihrer Haut für die tägliche Pflege bei leichter Akne.

Sanfte Waschlotion bei unreiner Haut

60 ml Facetensid
1 Meßl. Teebaumöl (Melaleuca alternifolia)
120 ml warmes Leitungswasser
3 Meßl. Kalweg
ca. 10 ml Rewoderm HT

Facetensid und Teebaumöl gut mischen, dann das warme Wasser und Kalweg hinzufügen. Anschließend unter leichtem Rühren langsam Rewoderm zugeben. Damit können Sie selbst bestimmen, wie dickflüssig die Lotion wird. Beenden Sie einfach die Zugabe, wenn Ihnen die Konsistenz angenehm ist. Bitte beachten Sie, daß das Ganze beim Abkühlen noch etwas nachdickt. Wenn die Waschlotion nach dem Abkühlen noch zu dünnflüssig ist, können Sie ruhig noch ein paar Tropfen Rewoderm einrühren.

Nach der Reinigung trocknen Sie die Haut mit einem Gesichtstuch leicht ab und behandeln sie am besten mit einem von uns entwickelten speziellen Gesichtswasser.

Auch für das folgende Rezept haben wir Hobbythek-Rohstoffe eingesetzt. Dazu einige Kurzbeschreibungen. Genauere Informationen finden Sie in unserem Hobbythek-Buch »Die 5-Minuten-Kosmetik«.

***LV 41** ist der bewährte Lösungsvermittler der Hobbythek, hergestellt aus entgiftetem Rizinusöl. Er bewirkt, daß sich ätherische Öle im Wasser verteilen und nicht wie Fettaugen obenauf schwimmen.*

*Das **Kosmetische Basiswasser** ist im Grunde reiner, preiswerter Weingeist (96 Prozent), dem aus steuerlichen Gründen zwei Substanzen, das hautpflegende D-Panthenol, eine Vorstufe des Vitamin B_5, und ein neutrales, nicht allergenes Parfum, zugefügt wurden.*

*Weiterhin wird im folgenden Rezept **Harnstoff** (kristallin) als Zutat eingesetzt. Dieser Harnstoff ist völlig geruchsneutral, hält die Haut länger feucht und wirkt zu starker Verhornung der Haut entgegen.*

***Vitamin-E-Fluid** ist natürliches Vitamin E in Liposomen eingepackt, damit das Vitamin E die Ober- und Mittelschicht der Haut durchdringen kann.*

Wie beim Teebaumöl sollten Sie auch bei anderen ätherischen Ölen stets darauf achten, daß Sie ein reines Destillat aus der Stammpflanze (G u. O) darstellen, daher setzen wir die botanischen Namen hinter die entsprechenden Öle.

Gesichtswasser

2 Meßl. Teebaumöl (Melaleuca alternifolia)
1/2 Meßl. Lavendelöl (Lavandula angustifolia)
evtl. 10 Tr. Myrrheöl (Commiphora abyssinica)
1 Meßl. LV 41
40 ml Kosmetisches Basiswasser HT
2 Meßl. Harnstoff, kristallin
60 ml abgekochtes, kaltes Wasser
1 Meßl. Vitamin-E-Fluid HT

Zunächst die ätherischen Öle mit dem Lösungsvermittler LV 41 gründlich vermischen, damit sie sich anschließend klar lösen und nicht obenauf schwimmen. Dann das Kosmetische Basiswasser zufügen. Den Harnstoff unter Rühren im abgekühlten Wasser lösen und das Vitamin-E-Fluid dazugeben.

Anschließend beide Mischungen ineinanderrühren. Fertig ist ein milchiges Gesichtswasser, in dem die ätherischen Öle gleichmäßig verteilt sind. Tragen Sie es ganz einfach mit einem Wattebausch auf (vor dem Gebrauch schütteln).

Da das Gesichtswasser auf Alkoholbasis die Haut etwas entfettet, empfehlen wir als weitere Pflege für den Tag das Eincremen mit einer normalen Hautcreme. In leichten Fällen ist eine solche Behandlung schon ausreichend.

Doch leider gibt es auch hartnäckige Fälle, für die wir aber eine spezielle Lotion entwickelt haben. Sie bekämpft Pickel und Mitesser, indem die verstärkte Fettproduktion der Haut verringert wird.

Auch dazu zunächst eine kurze Information zu den Rohstoffen: **Lipodermin** *ist eine hochkonzentrierte Lösung aus Liposomen. Für die Fachleute: Es besteht weitgehend aus dem bestmöglichen Phospholipid »Phosphadidylcholin«.* **Xanthan** *ist ein natürliches Verdickungsmittel, das eine gelartige Konsistenz ermöglicht.* **Vitamin-A-Fluid** *ist Vitamin A in Liposomen verpackt (siehe auch »Vitamin-E-Fluid«,* Seite 31*).* **D-Panthenol 75** *ist ein Provitamin, und zwar eine Vorstufe des Vitamin* B_5*.*

Liposomenlotion gegen unreine Haut

20 g Lipodermin-Konzentrat
1 Meßl. Teebaumöl (Melaleuca alternifolia)
1 Meßl. Lavendelöl (Lavandula officinalis)
1–2 TL Kosmetisches Basiswasser HT
1 Msp. Xanthan
30 ml abgekochtes, kaltes Wasser
1 Meßl. D-Panthenol 75
1 Meßl. Vitamin-E-Fluid HT
1 Meßl. Vitamin-A-Fluid HT

Das Lipodermin-Konzentrat und die ätherischen Öle gründlich verrühren. In einem separaten Gläschen das Kosmetische Basiswasser mit dem Xanthan mischen und erst dann in die Lipodermin-Emulsion rühren. Anschließend das Wasser, D-Panthenol, Vitamin-E- und Vitamin-A-Fluid hinzufügen.

Diese Lotion sollten Sie zweimal täglich auf die vorher mit Gesichtswasser gereinigte Haut auftragen.

Auch für das nächste Rezept einige Informationen zu den neuen Zutaten: **Alpha-Bisabolol** *ist der Hauptwirkstoff aus der Kamille. Bisabolol wirkt entzündungshemmend, kann aber auch bei bereits bestehenden Hautirritationen gezielt eingesetzt werden.* **Allantoin** *kommt in der Natur in der Beinwellwurzel vor. Es soll der Haut ein gesundes und zartes Aussehen verleihen und wird unter anderem von der Industrie in Aknecremes eingesetzt.*

Rasierwasser mit Teebaumöl

50 ml Kosmetisches Basiswasser HT
50 ml dest. Wasser
10 Tr. alpha-Bisabolol od. Kamillenöl (Matricaria recutita)
2 Meßl. Teebaumöl (Melaleuca alternifolia)
1 Msp. Allantoin

Einfach alle Zutaten miteinander mischen und nach der Rasur auftragen.

Furunkel

Als Furunkel bezeichnet man eine akute, eitrige Entzündung des Haartalgdrüsenapparates, bei der Gewebe zugrunde geht. Hier liegt in aller Regel eine Infektion mit *Staphylococcus aureus* vor. Es beginnt mit einer Pustel – einem Eiterpickel –, kommt zur Rötung, Schwellung und nach wenigen Tagen zum Einschmelzen von Gewebe, es entsteht eine offene Wunde, die recht schmerzhaft sein kann.

Hier sollte man so schnell wie möglich mit Teebaumöl behandeln, und zwar mit unverdünntem Öl. Man kann es alle ein bis zwei Stunden auftragen, und wenn man sieht, daß die Entzündung zurückgeht, reicht es, wenn man zwei- bis dreimal täglich behandelt.

Vorsicht

Sollte sich der Furunkel an der Oberlippe oder der Nase bilden, so ist damit nicht zu spaßen. Wegen direkter Gefäßverbindungen zum Gehirn hin kann es zu ernsthaften Erkrankungen kommen, daher sollte immer ein Arzt konsultiert werden. Häufig ist sogar eine Behandlung im Krankenhaus erforderlich.

Nagelbettentzündungen

Eine oft sehr schmerzhafte Rötung und Schwellung des Nagelbettes, die durch Bakterien, Pilze oder beides zusammen hervorgerufen wird. Wegen seiner guten Wirkung gegen Bakterien und Pilze und seiner entzündungshemmenden Wirkung kann man auch hier Teebaumöl mit gutem Effekt einsetzen. Das unverdünnte Öl wird mehrfach täglich aufgetragen. Sollte sich nach einigen Tagen keine Besserung zeigen oder sich die Entzündung gar verschlechtern, ist ärztliche Kontrolle und Behandlung nötig.

Hier ein Hobbythekrezept zur Nagelpflege, das Entzündungen vorbeugt. Zuerst eine kurze Beschreibung der neu hinzugekommenen Rohstoffe: ***Weizenkeimöl-Fluid*** *ist ein vitaminreiches Weizenkeimöl in Liposome eingepackt.* ***Nuratin*** *ist ein Eiweißhydrolysat aus Weizen.*

Nagelpflege mit Teebaumöl

5 Tr. Teebaumöl (Melaleuca alternifolia)
2 Meßl. Weizenkeimöl-Fluid HT
2 Meßl. Vitamin-E-Fluid HT
3 Tr. Facetensid
10 Tr. Nuratin

Alle Zutaten einfach miteinander mischen und in einen leeren Lipgloss-Behälter oder eine kleine verschließbare Flasche füllen. Das Nagelöl sollte regel-

mäßig, am besten zweimal täglich, aufgetragen werden.

Herpes simplex (Fieberbläschen)

Eine häufige Erkrankung, lästig und schmerzhaft, die immer dann auftritt, wenn man sie überhaupt nicht gebrauchen kann, zum Beispiel im Urlaub, wenn die Sonne ungewohnt stark scheint. Aber sie tritt auch bei anderen Infektionen als Begleiterscheinung auf oder bei Frauen, häufig wenn sie ihre Menstruation haben. Es gibt Menschen, die immer wieder unter Herpessymptomen leiden, andere dagegen nie. Man vermutet, daß die Infektion schon sehr frühzeitig erfolgt, meist bereits bei der Geburt. Es handelt sich um ein Virus, das nach der Infektion immer im Körper bleibt und immer wieder Erkrankungen verursachen kann. Bei der Auslösung der Erkrankung spielen auch psychische Faktoren eine große Rolle. So hatte ich eine Arzthelferin, die immer dann, wenn sie sich vor etwas ekelte, prompt einen Herpes bekam. Von anderen Patienten weiß ich ähnliches, sie können mit neuen Bläschen an der Lippe rechnen, wenn sie zum Beispiel aus einem Glas trinken, das ihnen nicht sauber erscheint.

Die Bläschen können nicht nur auf den Lippen auftreten, sondern fast überall am Körper, auch die Genitalregion ist häufig betroffen.

Die Wende in der Herpesbehandlung kam mit dem Wirkstoff Aciclovir, der unter dem Namen Zovirax® auf den Markt kam. (Heute sind mehrere Präparate mit diesem Wirkstoff im Handel.) Alle früheren Präparate waren nach meinen Beobachtungen wenig effektiv und halfen nur – wenn überhaupt –, wenn man sie sehr frühzeitig, am besten schon vor Auftreten der Bläschen auftrug.

Die zweite Wende in der Behandlung des Herpes brachte für mich das Teebaumöl. So fing es an:

Eine Mutter kam eigentlich zur Behandlung ihrer kleinen Tochter zu mir, aber bei ihr selbst fiel mir ein Herpes an der Oberlippe auf. Damals hatte ich noch keine eigenen Erfahrungen mit der Behandlung von Herpes mit Teebaumöl, daher legte ich der Frau eine Salbe, die Aciclovir enthielt, auf den Tisch, und daneben stellte ich ein Fläschchen mit Teebaumöl. Die Frau selbst hatte von Teebaumöl noch nie etwas gehört, und so erklärte ich ihr ausführlich, was dies für ein Öl sei und daß ich gelesen und gehört hätte, daß man mit diesem Öl auch Herpeserkrankungen erfolgreich behandeln kann. Die Frau nahm beides mit und kam zwei Tage später wieder. Vom Herpes war absolut nichts mehr zu sehen, was mich sehr erstaunte. Auf meine Frage, wie sie behandelt hätte, erklärte sie, daß sie nur das Öl aufgetragen hat, und sie selbst konnte es kaum glauben, denn, so sagte sie, normalerweise dauere es bei ihr 10 bis 14 Tage, trotz Aciclovir, und an der einen Stelle würden die Bläschen verschwinden und an einer anderen neu auftreten. Die Frau war mehr als glücklich und nahm gleich noch ein Fläschchen mit nach Hause.

Dies war die letzte Patientin bzw. der letzte Patient, die/der noch eine aciclovirhaltige Salbe von mir bekommen hat, jedenfalls für einen »normalen« Herpes. Die Wahl habe ich jedesmal dem Patienten überlassen, aber da mich der erste Erfolg so überzeugt hatte, habe ich Teebaumöl natürlich dementsprechend angepriesen und bin auch nicht enttäuscht worden. Ein Patient wollte das Öl zunächst nicht nehmen, weil er den Geruch und Geschmack nicht ansprechend fand. Seine Frau, eine Arzthelferin, überredete ihn jedoch, er nahm das Öl, und am nächsten Tag war der Herpes weg. So schnell war es noch nie gegangen, und bei späteren Erkrankungen hat er nicht lange gezögert, womit er seinen Herpes behandeln soll.

Inzwischen überblicke ich weit über 50 Patienten, die ihren Herpes nur mit Teebaumöl behandelt haben. Bei gut 90 Prozent der Patienten waren die Bläschen nach ein bis zwei Tagen eingetrocknet und es erschienen auch keine neuen. Der Schmerz war fast immer nach den ersten Anwendungen vergangen oder wesentlich gebessert, ebenso die Schwellung.

Zwei Patienten hatten den Herpes an einer Nasenseite und an den Augenlidern. Nach ausführlicher Information haben beide Patienten nur mit Teebaumöl behandelt, allerdings habe ich häufig kontrolliert, um bei einem eventuellen Übergreifen auf das Auge selbst sofort reagieren zu können. Die eine Patientin kam allerdings erst nach zwei Tagen wieder, denn sie fand, der Herpes sei schon am zweiten Tag so zurückgegangen, daß es nicht gelohnt habe, mich aufzusuchen.

Eine Patientin kam, nachdem sie ihren Herpes bereits eine Woche lang mit einer Tromantadin enthaltenden Creme (ein bekanntes Präparat, das seit etlichen Jahren im Handel ist) behandelt hatte. Sie selbst meinte, die Wirkung sei gleich null. Ich gab ihr das Öl, und schon am nächsten Tag konnte man eine deutliche Besserung sehen.

Noch krasser war es bei einer weiteren Patientin, deren gesamte Oberlippe und die angrenzenden Hautpartien vom Herpes entzündlich verändert, geschwollen, gerötet und subjektiv auch schmerzhaft waren. Die Erkrankung bestand bereits seit sechs (!) Wochen. Sie hatte alles versucht, inklusive einer aciclovirhaltigen Salbe, aber keine Besserung erzielt. Auch nach dieser langen Vorgeschichte ergab die Behandlung mit Teebaumöl bereits nach drei bis vier Tagen eine etwa 50prozentige Besserung. Beide Patientinnen konnte ich nicht weiter beobachten, da sie heimflogen.

Viele Patienten spüren, wenn ein Herpes kommt. Ein Patient hatte nun »dieses Gefühl«, und er hat gleich angefangen mit Teebaumöl zu behandeln. Zu seiner Enttäuschung bekam er trotzdem Bläschen, und er meinte, dies passiere ihm mit Zovirax® nicht. Von anderen Patienten habe ich es auch umgekehrt gehört, d.h., daß sie bei frühzeitiger Behandlung mit Teebaumöl keine Bläschen bekommen, während bei ihnen der Wirkstoff Aciclovir den Ausbruch nicht stoppen kann.

Besonders erfreulich und für mich sehr erstaunlich ist die Beobachtung einiger Patienten, daß die

Häufigkeit der Herpeserkrankung bei ihnen ganz deutlich zurückging. Wenn sie das Öl frühzeitig auftragen, bekommen sie die typischen Hautveränderungen und Symptome wie Bläschen, Schwellung, Krusten und Schmerz überhaupt nicht mehr.

Noch beeindruckender ist die Entwicklung, die ich bei meiner eigenen Schwester beobachtete. Mit dicker Lippe und dicker Kruste habe ich sie hier in Ibiza zwei von ihren drei Urlaubswochen verbringen sehen, trotz fleißiger Anwendung von Zovirax®. Ich gab ihr dann Teebaumöl, und zunächst heilte der Herpes wesentlich schneller ab als früher. Dann wurden die Abstände der Herpessymptome immer größer und schließlich traten keine Bläschen mehr auf, wenn sie in den entsprechenden Situationen immer vorsorglich mit dem Öl behandelte. Jetzt wollte sie es genau wissen. Bei einem Urlaub am Meer und in der Sonne – eine Kombination, bei der sie früher mit absoluter Sicherheit mit Bläschen rechnen mußte – hat sie das Öl nicht vorsorglich aufgetragen und bekam trotzdem keinen Herpes.

Meine Schwester ist nicht die einzige, die mir einen solch erstaunlichen Verlauf berichtet hat, aber insgesamt sind es zu wenige, um eine allgemeingültige Aussage machen zu können.

Behandlung mit Teebaumöl

Das Öl wird anfänglich unverdünnt alle ein bis zwei Stunden aufgetragen, einfach mit dem Finger oder einem Wattestäbchen auftupfen. Da die Erscheinungen sehr schnell zurückgehen, reicht am zweiten Tag meist eine drei- bis viermalige Behandlung.

Gelegentlich empfinden Patienten nach dem Auftragen ein kurzfristiges Brennen. Wenn dies zu unangenehm sein sollte, kann man das Öl 1:1 mit einem anderen Öl verdünnen.

Besonders bei Krankheitserscheinungen an den empfindlichen Schleimhäuten der Genitalregion kann eine Verdünnung des Öls vorteilhaft sein, aber auch hier muß man nicht verdünnen.

Tritt bei Gebrauch von unverdünntem Teebaumöl ein unangenehmes Brennen auf, empfiehlt die Hobbythek folgende Mischung:

1 Meßl. Teebaumöl (Melaleuca alternifolia)
1 Meßl. Geraniumöl (Pelargonium odorantissimum)
1 Meßl. Lavendelöl (Lavandula angustifolia)
ca. 50 ml fettes Öl, z. B. Haselnuß- oder vitaminreiches Hagebuttenöl

Mischen Sie zunächst nur die ätherischen Öle miteinander und geben Sie davon jeweils einen Tropfen auf die betroffenen Stellen. Wiederholen Sie das am ersten Tag etwa jede Stunde.

Sollte mit der Zeit die Stelle spannen, weil sie austrocknet, dann können Sie die Mischung mit dem fetten Öl (siehe Rezept) verdünnen.

Um Herpes von vornherein zu vermeiden, sollten Sie bei den ersten Anzeichen einer Infektion die folgende Lippenpflegecreme auftragen.

Neu hinzugekommene Rohstoffe: ***Lamecreme*** *ist ein für Nahrungsmittel zugelassener Emulgator, bestehend aus Fettsäuren, Glycerin, Zitronensäureester und Speisefetten.* ***Cetylalkohol*** *ist ein naturidentischer Konsistenzgeber zur Stabilisierung der Produkte.* ***Paraben K*** *ist ein Konservierungsmittel der Hobbythek, eine Kombination von Methylparaben und Propylparaben. Ersteres wirkt eher gegen Bakterien, letzteres gegen Pilze. Hinzu kommt noch Farnesol, eine Art Desodorierungsstoff, der Paraben K den chemischen Geruch nimmt. Gelöst haben wir diese Substanzen in Benzylalkohol, der den Heilungsprozeß unterstützt.*

Vorbeugende Lippenpflegecreme mit Teebaumöl

Fettphase:
8 g Lamecreme
25 g Avocado- oder Weizenkeimöl
4 g Kakaobutter
2 g Cetylalkohol

Fertige Creme:
5 g Fettphase
10 ml dest. Wasser
2–3 Tr. Paraben K oder
5 Tr. Teebaumöl (Melaleuca alternifolia)

Paraben K ist nur nötig, wenn die Creme über mehrere Wochen halten soll, sonst reichen fünf Tropfen Teebaumöl zur Konservierung.

Zusatzstoffe:
15 Tr. D-Panthenol 75
8 Tr. (0,3 g) Aloe vera 10fach
4 Tr. alpha-Bisabolol
2 Tr. Teebaumöl (Melaleuca alternifolia)

Das Prinzip der Herstellung von Cremes aus Fett- und Wasserphase ist immer gleich, die genaue Herstellung ist stellvertretend unter Haut- und Pflegecremes (siehe Seite 50) beschrieben. Weitere Informationen dazu finden Sie im Hobbythek-Buch »Cremes und sanfte Seifen«.

Stomatitis aphthosa (Mundfäule)

Auch diese Krankheit wird durch das Herpes-simplex-Virus hervorgerufen. Schubweise entwickeln sich pfefferkorngroße Pusteln (Pickel), die zerfallen und zu rundlichen, grübchenförmigen Defekten in der Schleimhaut führen. Man nennt diese Veränderungen Aphthen. Jeder, der einmal an diesen kleinen Bläschen und Wunden an den Mundwinkeln oder im Mund gelitten hat, weiß, wie lästig und schmerzhaft sie sind. Das Allgemeinbefinden kann deutlich beeinträchtigt sein. Essen und auch Trinken – besonders die häufig Säuren enthaltenden Fruchtsäfte – bereiten Schmerzen. Bei Kindern kann die Erkrankung problematisch werden, erst recht im Sommer, wenn es heiß ist. Wegen der Schmerzen trinken die Kinder wenig oder nichts, was sehr schnell zur Austrocknung führen kann.

Ich erinnere mich an ein zweijähriges Mädchen, das den Mund mit Aphthen übersät hatte, was mich und die Eltern des Kindes zur Verzweiflung brachte. Nichts wollte helfen, und ich konnte ja auch keine gute Behandlung anbieten. Seitdem ich das Teebaumöl benutze, gehört dies der Vergangenheit an. Das einzige verbleibende Problem ist der unschöne Geschmack des Öls, aber selbst Kinder lernen sehr schnell, daß es nach dem Auftupfen des Öls besser wird und die Schmerzen zurückgehen.

Behandlung mit Teebaumöl

Bei Erwachsenen kann man das unverdünnte Öl mehrfach täglich auftragen, insbesondere auch vor dem Essen, denn Teebaumöl hat zusätzlich eine lokal betäubende Wirkung. Bei Kindern empfehle ich, das Öl zur Hälfte mit einem Speiseöl zu vermischen, wodurch der Geschmack verbessert wird. Bei den von mir beobachteten Fällen ging der Schmerz schon am ersten Tag soweit zurück, daß die Kinder getrunken haben, bald auch wieder aßen und nach zwei bis drei Tagen die Geschichte im wesentlichen erledigt war (bei neun von zehn Kindern).

Daß Teebaumöl bei der Stomatitis so ausgezeichnet wirkt, finde ich besonders erfreulich, da wir, wie bereits gesagt, keine andere effiziente Behandlung anzubieten haben. Es soll noch weitere Pflanzenextrakte geben, die eine günstige Wirkung haben, aber mit denen habe ich keine eigenen Erfahrungen.

Ein Vorschlag aus der Hobbythek:

Angenehmer im Geschmack als pures Teebaumöl ist die Spülung mit einer Kombination weiterer ätherischer Öle.

Zahnfleischpflege

1 Meßl. Teebaumöl (Melaleuca alternifolia)
1 Meßl. Salbeiöl (thuyonarmes spanisches Öl)
1 Meßl. Pfefferminzöl (Mentha x piperita)
1 Meßl. Lavendelöl (Lavandula angustifolia)
5 Tr. LV 41

Mischen Sie die ätherischen Öle gut mit dem Lösungsvermittler LV 41 und füllen Sie die Mischung in ein Pipettenfläschchen ab. Für die Behandlung träufeln Sie einfach einige Tropfen auf ein bis drei Eßlöffel Wasser und spülen damit den Mund einige Minuten (nicht nachspülen).

Eine zweite Mundspülung: Spearmintöl (Krauseminze) überlagert den Geschmack des Teebaumöls.

1 Meßl. Teebaumöl (Melaleuca alternifolia)
1 Meßl. Pfefferminzöl (Mentha x piperita)
2 Meßl. Krauseminze (Mentha spicata)
1 Meßl. Lavendelöl (Lavandula angustifolia)
3 Tr. LV 41

Geben Sie von dieser Mischung fünf Tropfen in zwei bis drei Eßlöffel Wasser und spülen Sie damit den Mund einige Minuten aus.

Andere Entzündungen im Mundbereich

Häufiger als in Deutschland werde ich hier in Ibiza auch mit Infektionen und anderen Problemen im Mundbereich konfrontiert. Wenn eben möglich, möchten die meisten Patienten, daß ich sie über den Urlaub »rette«, damit sie zu Hause zu ihrem gewohnten Zahnarzt gehen können. Das reicht von herausgefallenen Plomben über Entzündungen unter Zahnbrücken bis hin zu Zahngranulomen und ähnlichem.

Wenn das Urlaubsende nicht zu entfernt ist, rate ich den Patienten mit herausgefallener Plombe Teebaumöl mit einem Wattebausch in das Loch einzubringen und dies mehrfach täglich zu wiederholen. Der Erfolg war zumeist verblüffend.

Bei Irritationen unter Brücken empfehle ich je nach Beschwerden eine Behandlung mit dem puren Teebaumöl oder in Kombination mit entzündungshemmenden Medikamenten, die auch gleichzeitig den Schmerz lindern. Mehrfach war die Geschichte nach wenigen Tagen behoben.

Bei Zahngranulomen, d.h. Entzündungen in der direkten Umgebung eines Zahnes, gehe ich kein Risiko ein und behandle zusätzlich mit einem Antibiotikum. So wurden mehrere Patienten, von denen einige eine deutliche bis massive Schwellung der Backe hatten, innerhalb weniger Tage beschwerdefrei. Eine spätere Kontrolle beim Zahnarzt ist natürlich selbstverständlich.

Ich, Jean Pütz, habe gute Erfahrungen mit einem Mundwasser gemacht, das ich mit Hilfe einer Mundusche täglich zweimal morgens und abends appliziere. Dazu gebe ich einen Tropfen Teebaumöl auf 10 Milliliter Wasser. Besser schmeckt allerdings bei ähnlicher Wirkung die Mischung zur Zahnfleischpflege von Seite 38.

Zahnbelag, Zahnstein, Zahnkaries und Parodontose

Heilende und vorbeugende Behandlung von Zähnen und Zahnfleisch mit Teebaumöl

Auf diesem Gebiet bin ich zwar kein Fachmann, aber so oft darauf angesprochen worden, daß ich dazu etwas schreiben möchte. Ich hatte hier in Ibiza die Kinder einer Zahnärztin wegen Hautveränderungen mit Teebaumöl behandelt und ihr bei dieser Gelegenheit von dem Öl vorgeschwärmt. Sie selbst hatte noch nie davon gehört, und ich erzählte ihr, daß bereits 1925 vom großen Nutzen des Teebaumöls in der Zahnmedizin berichtet wurde (siehe *Seite 19*). Ein Jahr später kam die Kollegin wieder zu mir und fing jetzt an zu schwärmen: »Sie glauben ja gar nicht, wie gut das Öl ist!« Selbst Zähne, die sie schon aufgegeben hatte, habe sie mit dem Öl retten können, natürlich in Kombination mit der gängigen Therapie.

Zunächst möchte ich einige Begriffe erklären:

Zahnbelag

Grauweiße, schmierige Auflagerung auf der Zahnoberfläche. Er besteht aus Sekret und Zellen der Mundhöhle, Nahrungsresten und Mikroorganismen und hat höchstwahrscheinlich einen die Karies begünstigenden Effekt.

Zahnstein
Harte Ablagerungen von Calciumsalzen des Speichels an den Zähnen, vermischt mit Gewebsresten und Bakterien. Durch Zahnstein wird die Karies begünstigt, und er sollte daher entfernt werden.

Zahnkaries (auch Zahnfäule)
Zerstörung der Hartsubstanz der Zähne durch äußere Einflüsse. Vor allem durch Zucker und die daraus entstehenden Säuren, zum Beispiel Milchsäure, kommt es zur Demineralisation und zu bakteriellem Befall. Auch die individuelle Beschaffenheit des Speichels spielt eine große Rolle. Wird die Karies nicht behandelt, kommt es zum Defekt (Loch im Zahn), den der Körper nicht selbst ausheilen kann, da Zähne keine Blutversorgung haben. Ist das Loch einmal entstanden, kann nur der Zahnarzt mit einer Plombe den Schaden beheben. Zur Vorbeugung hilft nur eine Verminderung des Zuckerkonsums und die regelmäßige Pflege der Zähne.

Parodontose
Zunächst nicht entzündlicher Schwund des Zahnfleisches, dann auch entzündliche Veränderungen und Zahnlockerung.

Wie oben erwähnt, wird Teebaumöl in der Zahnheilkunde seit vielen Jahren eingesetzt, doch man kann es auch mit ausgezeichneten Erfolgen bei der täglichen Pflege verwenden. Es gibt Zahncremes und Mundwässer, die Teebaumöl enthalten. Man muß aber nicht auf die fertigen Zubereitungen zurückgreifen, sondern kann zum Beispiel einfach ein paar Tropfen Öl auf die Zahnbürste und -pasta geben und damit die Zähne reinigen. Beim Mundwasser muß man einen Emulgator hinzufügen, da Teebaumöl nicht wasserlöslich ist. Der Geschmack ist gewöhnungsbedürftig, wer will, kann ihn durch Zugabe anderer Öle modifizieren.

Spontan haben mir etliche Leute berichtet, daß sie mit ihren Zähnen und dem Zahnfleisch keine Probleme mehr haben, seitdem sie regelmäßig mit Teebaumöl behandeln.

Im letzten Urlaub in Mittelamerika habe ich einer Frau das Öl gegeben, die zuvor beim Zahnarzt zur Zahnsteinentfernung gewesen war, und eine weitere »Sitzung« war bereits ausgemacht. Sie klagte über Entzündungen am ganzen Zahnfleisch und daß einige Zähne locker geworden seien. Nach einer Woche Behandlung mit einer Mischung aus 70 Prozent Teebaumöl und 30 Prozent fettigen Ölen waren die Entzündungen abgeheilt. Sie war so begeistert, daß sie den Termin absagte und zumindest zu diesem Zahnarzt nicht mehr gehen wollte.

Das Öl macht Kontrollen und Behandlungen beim Zahnarzt nicht überflüssig, aber ganz offensichtlich hat es bei der täglichen Pflege eine bessere

Wirkung als viele der üblichen Cremes und Wässerchen.

Vorbeugend gegen Zahnkaries und Parodontose ist dieses erfrischende Mundwasser der Hobbythek.

Mundwasser HT

2 Meßl. Teebaumöl (Melaleuca alternifolia)
2 Meßl. Pfefferminzöl (Mentha x piperita)
4 Meßl. Krauseminzeöl (Mentha spicata)
1 Meßl. Thymianöl (Thymus vulgaris)
4 Meßl. Lavendelöl (Lavandula angustifolia)
1/2 Meßl. LV 41

Geben Sie einfach alle Zutaten in eine kleine Pipettenflasche und schütteln sie kurz durch – fertig ist ein erfrischendes und vorbeugendes Mundwasser. Nach jedem Zähneputzen geben Sie davon etwa vier bis fünf Tropfen auf ein halbes Glas Wasser und spülen damit den Mund. Natürlich können Sie es auch in das Wasser der Mundddusche tropfen.

■ Herpes zoster (Gürtelrose) und Varizellen (Windpocken)

Beide Erkrankungen werden durch das gleiche Virus, nämlich das Varizellen-Zoster-Virus ausgelöst.

Windpocken sind eine typische Kinderkrankheit, deren Auftreten sich immer mehr in Richtung älteres Kind und junge Erwachsene verschiebt, und man beobachtet gehäuft ernstere Verläufe. Nach einer Infektion bleibt das Virus im Körper, so wie ja auch das Herpes-simplex-Virus (siehe *Seite 34*).

Beim Herpes zoster handelt es sich um eine reaktivierte Infektion mit Varizella-Viren. Das heißt, daß ein Patient mit Herpes zoster früher eine Windpockenerkrankung durchgemacht haben muß. Es ist also keine neue Infektion von außen, sondern eine Reaktivierung des im Körper bereits vorhandenen Virus. Voraussetzung für dieses »Wiederaufflakkern« ist eine Schwächung der Abwehrkräfte. Eine solche Reaktivierung erfolgt nur einmal im Leben, trotzdem erkranken in Deutschland jährlich etwa 300 000 Menschen an Herpes zoster.

Ein Kind kann nach dem Kontakt mit einem Herpes-zoster-Patienten an Windpocken erkranken, aber ein Erwachsener kann sich nicht an einem Kind mit Windpocken anstecken und eine Gürtelrose bekommen. Trotzdem scheint dies häufiger zu geschehen, aber es ist dennoch keine erneute Infektion, sondern eine Reaktivierung des im Körper bereits vorhandenen Virus.

Der Name Gürtelrose (zoster ist ein griechisches Wort und bedeutet »Gürtel«) kommt wohl daher, daß die Erkrankung häufig in der »Gürtelregion« auftritt, dies muß aber nicht sein. Alle Körperregionen können befallen werden, auch das Gesicht und sogar das Auge, was besonders böse Folgen haben kann. Eine Gürtelrose sollte in jedem Falle von einem/r Arzt/Ärztin behandelt werden. Erkrankungen, die nur kleine Hautpartien betreffen, kann man örtlich behandeln. Ansonsten ist hier Aciclovir das Mittel der Wahl, das dann entweder oral eingenommen oder sogar gespritzt wird.

Behandlung mit Teebaumöl

Bei der örtlichen Behandlung kann man mit gutem Erfolg das Teebaumöl einsetzen. Anfangs häufig auftupfen wie beim Herpes simplex. In den ersten zwei bis drei Tagen kann man das Öl pur auftragen, später sollte man es im Verhältnis 2:1 oder auch 1:1 mit einem guten Speiseöl mischen. Man kann auch von Anfang an eine Mischung mit einem fettigen Öl verwenden. Durch die fettigen Öle wird verhindert, daß die Haut zu sehr austrocknet und spannt.

Hier ein Rezept aus unserer Hobbythek-Sendung zum Thema »Aromatherapie«:

Öl zum Einreiben der betroffenen Hautpartien

1 Teil Teebaumöl (Melaleuca alternifolia)
1 Teil Ravensareöl (Ravensare aromatica)
1 Teil Calophyllumöl (Calophyllum inophyllum)

Die Öle mischen und mehrmals täglich auf die befallenen Stellen auftragen. ***Ravensare aromatica*** *ist ein Lorbeergewächs aus Madagaskar.* ***Calophyllumöl*** *stammt aus den Früchten des Calophyllum- oder Kamanibaums, der ebenfalls auf dieser Insel wächst.*

Behandlung bei Windpocken

Windpocken werden nicht mit Aciclovir behandelt. Man beschränkt sich auf fiebersenkende und juckreizstillende Medikamente. Seit dem Sommer 1994 habe ich mehrere Kinder und auch zwei Erwachsene zusätzlich mit Teebaumöl behandelt. Der Juckreiz wird deutlich gemildert, und auch die Abheilung der Bläschen wird eindeutig beschleunigt. Bei den erwachsenen Frauen waren die Bläschen nach drei bis vier Tagen verschwunden (besonders erstaunlich, da Erwachsene meist ein schwereres Krankheitsbild zeigen), aber auch bei den Kindern war der Verlauf kürzer, als ich es sonst gewohnt bin.

Da der ganze Körper inklusive der Schleimhäute befallen wird, sollte man das Öl verdünnen. Für die Anwendung im Mund 1:1 mit einem Speiseöl, für den Körper kann man es mit einem Hautöl mischen, zum Beispiel 70 Prozent Hautöl und 30 Prozent Teebaumöl. Man kann außerdem eine wäßrige Lösung herstellen mit einer wasserlöslichen Teebaumöl-Mixtur oder indem man das Teebaumöl mit Wasser mischt, wobei man allerdings einen Emulgator benötigt.

Verdünnte Teebaumöl-Wasser-Mischung zum Einreiben größerer Körperpartien

30 ml Teebaumöl (Melaleuca alternifolia)
3 Meßl. LV 41
70 ml abgekochtes, kaltes Wasser
evtl. Xanthan

Zunächst Teebaumöl und LV 41 miteinander vermischen und dann das Wasser einrühren. Wenn Sie noch etwas Xanthan zugeben, erhalten Sie ein Gel, das sich leichter auftragen läßt als eine wäßrige Lösung. Den ganzen Körper öfter mit dieser Lösung einreiben (vor Gebrauch schütteln).

Warzen

Auch bei den Warzen gehen wir heute von einer Virusinfektion aus. Die sogenannten gemeinen Warzen treten häufiger bei jüngeren Menschen auf, und zwar vorzugsweise an den schlechter durchbluteten Hautpartien wie Handrücken, Knie, Finger, hier häufig an den Nagelrändern oder sogar unter den Nägeln. An den Fußsohlen werden die Warzen durch das Körpergewicht wie Dornen (Dornwarzen oder Stechwarzen) in die Fußsohle eingedrückt, was ausgesprochen schmerzhaft sein kann.

Für die Behandlung gibt es verschiedene Methoden:

Man kann die Warzen ausschälen oder auch elektrisch »verschmoren«, wobei man natürlich vorher örtlich betäuben muß. An den Fußsohlen ist eine Betäubung, d.h. das Einspritzen selbst, recht schmerzhaft. Auch erwachsene Menschen kommen dabei oft ins Schwitzen, und aus diesem Grund vermeidet man diese Therapie bei Kindern. Statt dessen versucht man, die Warzen durch Betupfen mit Tinkturen zum Verschwinden zu bringen. Diese Lösungen verätzen die Warze Schicht für Schicht. Sie greifen aber nicht nur das erkrankte Gewebe an, sondern auch das gesunde. Daher muß man die Umgebung vor der Behandlung mit einer Creme abdekken, ein umständliches und langwieriges Verfahren. Häufig habe ich Entzündungsreaktionen rund um die Warzen beobachtet, weil die Lösung auch auf gesunde Haut aufgetragen wurde. Ich erinnere mich an eine Frau, die sich die ganzen Fersen verätzt hatte. Es hatten sich ausgedehnte, entzündete Blasen gebildet, und ich mußte die ganze abgestorbene Haut abtragen. Anschließend war das rohe Fleisch sichtbar, und die arme Patientin konnte sicher zwei Wochen nicht schmerzfrei laufen.

Behandlung mit Teebaumöl

Das reine Teebaumöl wird zwei- bis dreimal täglich aufgetragen. Man braucht etwas Geduld wie mit anderen Lösungen auch, aber die Prozedur ist erfolgreich und der große Vorteil: Die Anwendung ist sehr einfach. Man braucht die gesunde Haut nicht mit einer Creme abzudecken, denn das Öl schadet ihr nicht. Es gibt keine Rötung, kein Brennen, keine Schmerzen. Nach meinen Beobachtungen verschwinden die Warzen nach zwei bis drei Wochen einfach, ohne daß man etwas merkt.

Auch wenn man Warzen chirurgisch entfernt, kommt es häufig zu Rezidiven, d.h. die Warzen kommen wieder. Bei der Behandlung mit Teebaumöl habe ich den Eindruck, daß die Warzen weniger oft wiederkommen, d.h. bisher habe ich noch keine Rezidive beobachtet. Sollte sich jedoch wieder eine Warze anbahnen, so fängt man gleich wieder mit der Behandlung an, kein Problem, denn sie tut ja nicht weh.

Eine Behandlungsmethode möchte ich noch erwähnen, die viele vielleicht belächeln, aber es gibt sie, und sie hat auch schon oft geholfen: Die Suggestivtherapie, zum Beispiel Besprechen beim Mondschein oder ähnliche Dinge, auch mit Hypnose hat man schon Heilungen erzielt. Wieso diese Methoden wirken, weiß man nicht. Man vermutet, daß auf psychischem Weg über die sympathischen Nerven die Gefäße beeinflußt werden, so daß es zu einer Mangeldurchblutung kommt und die Warzen abgegrenzt und abgestoßen werden. Ich selbst beherrsche diese Methoden nicht, habe aber glaubwürdige Berichte darüber gehört und gelesen.

Behandlung von geschlossenen Verletzungen: Prellungen, Quetschungen, Haematome (Blutergüsse)

Spät abends kommt ein achtjähriges Mädchen zu mir, das von einem Esel mitten über der Brust gebissen worden war. Zum Glück war die Haut heil geblieben, aber es bestand eine deutliche Schwellung und eine blaue Verfärbung, ein Bluterguß also. Ich habe pures Teebaumöl aufgeträufelt, verteilt und trocknen lassen. Die Eltern sollten das gleiche alle ein bis zwei Stunden wiederholen, dem Mädchen bei Bedarf eine Schmerztablette geben und am nächsten Morgen wiederkommen. Je nach Befund wollte ich dann noch eine Salbe zur lokalen Behandlung einsetzen. Als das Mädchen ca. zwölf Stunden später wiederkam, war ich über den Befund sehr überrascht. Die Schwellung war so gut wie weg, und erstaunlicherweise sah man auch von dem Bluterguß nicht mehr viel. Die Behandlung konnte nach zwei Tagen abgesetzt werden.

Die gleiche gute Erfahrung habe ich mit einem 18 Monate alten Knaben gemacht. Die Mutter hatte ihn auf dem Arm, war gestürzt und der Knirps hatte an der linken Schläfe eine mächtige Schwellung und Blauverfärbung davongetragen. Nach zwei Tagen Behandlung mit Teebaumöl, das mehrfach täglich aufgetragen wurde, war die Schwellung verschwunden, man sah nur noch eine leichte bläuliche Verfärbung, und der Knabe war völlig fidel.

In mehreren Fällen habe ich seither eine erstaunlich schnelle Rückbildung nicht nur von Schwellungen, sondern auch von Haematomen gesehen, was mich besonders beeindruckt hat. Die Wirkung erschien mir sogar noch besser als die der guten hochdosierten Heparincremes.

Ein Rezept der Hobbythek:

Öl zum Einreiben

30 ml Teebaumöl (Melaleuca alternifolia)
70 ml Pflanzenöl, z. B. Haselnuß-, Soja- oder Sesamöl
1 ml Strohblumenöl (Helichrysum italicum)

Die Öle miteinander vermischen und großzügig auf die betroffenen Stellen auftragen. Je schneller Sie dieses Öl anwenden, um so besser. Das Strohblumenöl ist leider nicht ganz billig, wir möchten es Ihnen aber trotzdem nahelegen, weil es schon in der angegebenen Verdünnung auch ganz besonders wirksam bei Sportverletzungen, Verstauchungen und Zerrungen ist.

Behandlung von Sportverletzungen, Muskel- und Rückenschmerzen

Auch hier kann man Teebaumöl mit gutem Erfolg einsetzen. Bei blauen Flecken sollte man das unverdünnte Öl auftragen, man muß es nur aufträufeln und verteilen, es muß nicht eingerieben werden, da es von allein eindringt. Bei Muskelzerrungen oder Rückenschmerzen, bei denen man eine leichte Massage durchführen will, mischt man das Teebaumöl am besten mit einem anderen Haut- oder auch mit Speiseöl. Man kann 1:1 mischen oder 70 Prozent Teebaumöl und 30 Prozent eines anderen Öls. Das reine Teebaumöl ist für Massagen nicht so geeignet, weil es sehr trocken, d. h. nicht fettend ist und daher eine Massage als unangenehm empfunden werden kann.

Bei Muskel- und Rückenschmerzen empfiehlt die Hobbythek ebenfalls das »Öl zum Einreiben« (siehe links). Für leichtere Fälle bzw. für eine Massage zwischendurch bietet sich das folgende Massageöl an, das durch den Zusatz von Fluidlecithin sehr leicht wieder abgewaschen werden kann. ***Fluidlecithin cm*** *ist ein natürlicher Emulgator, bestehend aus 35 Prozent Cholinphospholipid und 15 Prozent anderer Phospholipidarten. Die restlichen 50 Prozent sind Sojaöl, das dafür sorgt, daß unser Fluidlecithin cm flüssig bleibt.* ***Fluidlecithin Super*** *ist eine Mischung aus 50 Prozent Lecithin und 50 Prozent Distelöl. Fluidlecithin Super hat im Gegensatz zu Fluidlecithin cm kaum Eigengeruch.*

Entfernen können Sie das Massageöl von der Haut ganz einfach durch Duschen – dann verwandelt sich das Öl wegen der emulgierenden Wirkung spontan in eine Creme –, oder Sie wischen mit einem feuchten Waschlappen oder Schwamm über die Haut, dann erreichen Sie den gleichen Effekt, und das Öl wirkt wie eine Pflegemilch.

Massageöl bei Muskel- und Rückenschmerzen

10 ml Teebaumöl (Melaleuca alternifolia)
3 Meßl. Fluidlecithin cm oder Super
90 ml Pflanzenöl, z. B. Avocado- oder Mandelöl
evtl. 1 ml Strohblumenöl (Helichrysum italicum)

Das Teebaumöl mit dem Fluidlecithin und eventuell Strohblumenöl vermischen und das Pflanzenöl hineinrühren.

Gelenkbeschwerden, Tennisellenbogen

Die häufigsten Beschwerden beruhen auf einer Über- oder Fehlbelastung. Der Schmerz ist ein Warnsignal des Körpers, das zur Ruhe und Schonung mahnt. Man sollte es unbedingt beachten und dem erkrankten Körperteil soweit wie möglich eine Pause gönnen. Daneben reicht bei leichteren Beschwerden eine örtliche Behandlung aus. Diese kann man sehr vorteilhaft mit Teebaumöl durchführen. Gelenke sollte man mit einer 70prozentigen Teebaumölmischung einreiben. Ist der Schmerz auf einzelne Punkte konzentriert wie beim Tennisellenbogen, so kann man das pure Öl auftragen. Auch wenn der Schmerz vom Ellenbogen in den gesamten Unterarm ausstrahlen kann, so sitzt die Ursache am Muskelansatz am seitlichen Ellenbogen (wenn man die Handfläche nach vorn dreht). Dort, wo die Muskelsehne am Knochen angewachsen ist, kommt es zu einer oft sehr schmerzhaften Reizung. Solche Reizungen eines Sehnenansatzes gibt es übrigens nicht nur am seitlichen Ellenbogen, sondern auch an verschiedenen anderen Körperstellen, bevorzugt in Gelenknähe.

Bei stärkeren Beschwerden sollte man zum Arzt gehen, denn es können auch ernsthaftere Schäden entstanden sein, die man dann entsprechend behandeln muß. Oft ist eine kombinierte Therapie empfehlenswert, d.h. man behandelt örtlich mit Teebaumöl und zusätzlich mit entzündungshemmenden Medikamenten. Das Öl kann man beliebig oft auftragen, bei akuten Schmerzen zum Beispiel alle zwei bis drei Stunden, nach Besserung zwei- bis dreimal täglich. Ist ein schmerzhaftes Gelenk geschwollen und gerötet, vielleicht auch noch überwärmt, so sollte man umgehend ärztliche Hilfe suchen. Um bleibende Schäden zu vermeiden, muß hier in aller Regel sofort gehandelt werden.

Noch ein Beispiel aus der Praxis: Vor einigen Wochen kam ein älterer Herr zu mir mit deutlich geschwollenem Kniegelenk. Offensicht hatte er das Gelenk überlastet, vielleicht auch verdreht. Es bestand ein eindeutiger Hydrops, so bezeichnet man medizinisch eine vermehrte Ansammlung von Gelenkflüssigkeit. Einen starken Hydrops punktiert man häufig, d.h. man setzt eine örtliche Betäubung und sticht danach mit einer Kanüle in das Gelenk hinein und saugt die überschüssige Flüssigkeit ab. Diese ist sehr dickflüssig, fast gallertartig. Nach Verletzung oder Überlastung eines Gelenkes besteht immer ein Reizzustand, und der Erguß kann sich erneut bilden. Um dieses zu verhindern und die Reizung und Entzündung zu bekämpfen, spritzt man nach der Punktion oft Kortison in das Gelenk hinein. Bei obigem Patienten hätte ich punktieren können, aber wir wollten es zunächst anders versuchen. Ich spritzte dem Mann ein kräftiges entzündungshemmendes Medikament in den Gesäßmuskel und anschließend nahm er ein ähnliches Medikament in Tablettenform. Örtlich hat er das Kniegelenk mehrfach täglich mit der bewährten Mischung von 70 Prozent Teebaumöl und 30 Prozent eines anderen Pflanzenöls eingerieben. Natürlich hat er das Knie auch bandagiert und geschont. Nach einer knappen Woche kam er zur Kontrolle, und zu meiner Verwunderung sah das Knie genauso gut aus, als wenn ich punktiert und Kortison gespritzt hätte. Anmerken möchte ich noch, daß man generell mit Kortisoninjektionen in ein Gelenk sehr sparsam umgehen, andererseits aber auch keine übertriebene Angst haben muß. Daß bei Gelenkpunktionen und -injektionen ganz besonders steril gearbeitet werden muß, versteht sich von selbst.

Sonnenbrand

In jedem Fall ist es besser, die Haut vorher zu schützen, als nachher einen Sonnenbrand zu behandeln. Dies geschieht am besten durch eine gute Sonnencreme mit einem hohen Schutzfaktor. Die Creme muß einige Zeit vor der Sonneneinstrahlung aufgetragen werden, und man muß das Eincremen wiederholen. Sonnencreme gibt aber keinen absoluten Schutz, daher sollte man jedes Sonnenbaden mit Vernunft betreiben, d.h. sich nicht zu lange in der prallen Sonne aufhalten. Jeder Sonnenbrand ist eine Verbrennung, die die Haut übelnimmt und sie schneller altern läßt. Die Bräunung ist nur ein vorübergehender kosmetischer Effekt, der Schaden wird erst mit der Zeit sichtbar und ist nicht rückgängig zu machen. Daß zuviel Sonne auch zu bösartigen Hautveränderungen führen kann, wird besonders im Nordosten Australiens deutlich, wo jeder dritte Einwohner davon betroffen ist.

Trotz aller Vorsicht ist es aber den meisten von uns schon passiert, daß die Sonne uns doch verbrannt hat, und das kann einem je nach Schwere einige Tage des Urlaubs vermiesen. Hier kann man vorteilhaft mit Teebaumöl behandeln. Wenn man will, kann man es mit Alkohol verdünnen, was den kühlenden Effekt verstärkt. Man kann aber auch das pure Öl mehrere Male täglich dünn auftragen. Das Brennen wird gebessert und die Abheilung beschleunigt. Brandverletzungen haben generell die Tendenz, im Verlauf des ersten Tages schlimmer zu werden, auch diese Entwicklung wird durch das Öl gebremst.

Das Teebaumöl hat keinen vor der Sonne schützenden Effekt !

Auch die Hobbythek hat hervorragende Rezepte entwickelt, um sich seinen Sonnenschutz selbst anzurühren. Wenn der Sonnenbrand Sie jedoch bereits erwischt hat oder ihn erste Anzeichen ankündigen, dann empfiehlt die Hobbythek folgendes Rezept:

Mittel gegen Sonnenbrand und leichte Verbrennungen

10 ml Aloe vera
50 ml abgekochtes und abgekühltes Wasser
20 Tr. alpha-Bisabolol
1 Meßl. Teebaumöl (Melaleuca alternifolia)

Die Zutaten einfach mischen und auf die betroffenen Stellen auftragen.

Verbrennungen

Natürlich kann Teebaumöl auch bei anderen Verbrennungen mit gutem Effekt angewandt werden. Zunächst sollte man die verbrannte Stelle kühlen, wenn vorhanden mit Eis. Kälte hat eine schmerzlindernde Wirkung, aber auch der Fortschritt der Haut- und Gewebeschädigung wird aufgehalten. Nach der Kühlung Teebaumöl pur auftragen und mehrfach wiederholen. Bei offenen Verbrennungen ist es besser, wenn man Teebaumöl mit einem anderen Öl vermischt, sonst spannt die Wunde zu sehr.

Neuere Untersuchungen zeigen, daß Teebaumöl einen Teil der Prostaglandine, die für Schmerz und Irritation verantwortlich sind, unwirksam machen kann.

»Verbrennungen« durch Quallen

Eine Berührung mit Quallen in der Nord- und Ostsee ist schon unerfreulich, Kontakt mit den Feuerquallen zum Beispiel im Mittelmeer ist noch wesentlich unschöner. Es brennt wirklich wie Feuer. Eine meiner Patientinnen hatte besonderes Pech, die Qualle geriet ihr in den Badeanzug, und bis sie sie herausgeschüttelt hatte, war sie an vielen Stellen ordentlich »verbrannt«. Die Stellen sehen wirklich genauso aus, als ob man sich mit einem Bügeleisen verbrannt hätte. Es kann Blasen geben, die Haut stirbt ab, und man sieht noch Wochen oder Monate später eine Hautverfärbung.

Diese Quallen sind sehr lästig, aber nicht gefährlich, aber solche gibt es auch, zum Beispiel die »Portugiesische Galeere«, deren Berührung für kleine Kinder sehr gefährlich sein kann. Im Nordosten Australiens und im Raum von Neuguinea gibt es Quallen, nach deren »Verbrennung« auch Erwachsene sterben können.

Wenn man nach Quallenkontakt Teebaumöl zur Hand hat, kann man sich glücklich schätzen. Ein Patient kam eine Stunde, nachdem eine Qualle ihn erwischt hatte, zu mir. Auf dem Rücken hatte er eine handtellergroße, stark gerötete und erhabene Hautveränderung, die subjektiv stark brannte. Ich habe pures Teebaumöl aufgetragen, was der Patient mehrfach wiederholen sollte. Zwei Tage später sah ich den Mann wieder, er selbst hatte das Öl nur noch ein einziges Mal aufgetragen, aber ich konnte die Stelle nicht wiederfinden.

Das komplette Verschwinden der Hautveränderungen am selben Tag habe ich mehrere Male beobachtet, es hängt allerdings von der Schwere der

»Verbrennung« ab und davon, wieviel Zeit vergeht, bis man das Teebaumöl aufträgt.

Wenn man das Öl nicht zur Hand hat, hilft auch Essig oder Urin, aber die Wirkung ist nicht so gut. Nicht reiben, denn das verstärkt die Beschwerden!

Insektenstiche

Mücken können einem nachts schon durch ihr Summen den Schlaf rauben, was sicher nicht nur auf dem Summen als solchem beruht, sondern auch auf der automatischen Assoziation mit dem späteren Juckreiz.

Hier kann das Teebaumöl gleich zweifach eingesetzt werden: Einmal kann man Mücken oder sonstige Insekten fernhalten, indem man verstreut Tropfen von Teebaumöl auf die Haut aufträgt und verteilt. Wem der Geruch zu intensiv ist, der kann das Öl mit einem anderen Öl oder einer wohlriechenden Hautlotion vermischen und dann auftragen. Da, wo die Plagegeister einen dann doch erwischt haben, kann man das Öl gezielt pur auftragen. Der Effekt ist so verblüffend, daß ich selbst zunächst an Einbildung glaubte. Aber es ist wirklich so, daß der Juckreiz fast unmittelbar nach dem Auftragen verschwindet.

Fängt es später wieder an zu jucken, sollte man nicht kratzen, sondern erneut Öl auftragen. Die stichbedingte Beule verschwindet natürlich nicht sofort, aber wesentlich schneller, als wenn man nichts macht oder auch schneller im Vergleich zur Anwendung potenter kortisonhaltiger Cremes.

Für eine Creme nutzt die Hobbythek neben Teebaumöl auch noch die mückenabwehrenden Eigenschaften des Tomatengrüns. ***Tomatengrün*** *ist ein synthetisches Produkt, das im Gegensatz zum Naturprodukt kein giftiges Solanin mehr enthält. Sein Geruch entspricht dem von Tomatenblättern.* ***Cremaba*** *ist die fertige Basiscreme der Hobbythek aus rein natürlichen Zutaten, mit der hochwertige kosmetische Cremes im Nu hergestellt werden können. Cremaba erhalten Sie in den unter Bezugsquellen genannten Läden. Sie ist unkonserviert und besteht im wesentlichen aus geruchsneutralen, hochwertigen Lecithinen, einem nicht ranzenden Öl und ca. zehn Prozent Alkohol zur Konservierung.*

Creme gegen Insekten

50 g Cremaba
10 Tr. Teebaumöl (Melaleuca alternifolia)
20 Tr. Tomatengrün-Aroma
10 Tr. Eukalyptusöl (Eucalyptus citriodora)
10 Tr. Palmarosa
20 ml abgekochtes, abgekühltes Wasser
evtl. 10 Tr. Paraben K

Vermischen Sie Teebaumöl, Tomatengrün und die restlichen ätherischen Öle mit Cremaba, anschließend geben Sie das Wasser hinzu. Nun gut durchrühren und, wenn die Creme länger als zwei Wochen aufbewahrt werden soll, mit Paraben K oder zusätzlich fünf Tropfen Teebaumöl konservieren.

Wenn die Mücken bereits »zugeschlagen« haben, empfiehlt die Hobbythek das folgende Rezept zur Linderung.

Durch das ***Hamameliswasser*** *wirkt das Gel leicht zusammenziehend. Der* ***Meristemextrakt*** *wird aus embryonalen Pflanzenzellen gewonnen und wirkt als Radikalfänger, d.h. er macht aggressive und krebsauslösende Stoffe unschädlich.*

Kühlendes Gel zur Behandlung von Mückenstichen

15 Tr. Teebaumöl (Melaleuca alternifolia)
1 Tr. Strohblumenöl (Helichrysum italicum)
1 Meßl. Pfefferminzöl (Mentha x piperita)
1/2 Meßl. LV 41
1 Meßl. Xanthan
30 ml abgekochtes, abgekühltes Wasser
10 ml Hamameliswasser
10 Tr. Meristemextrakt

Teebaumöl, Strohblumenöl und Pfefferminzöl mit LV 41 verrühren, das Xanthan aufstreuen und mischen, bis die Masse klümpchenfrei ist. Dann fügen Sie das Wasser, das Hamameliswasser und den Meristemextrakt hinzu.

Geben Sie das Gel so schnell wie möglich nach dem Mückenstich auf die Einstichstelle. Das Strohblumenöl bewirkt eine rasche Abschwellung und ergänzt die kühlende Wirkung des Menthols im Pfefferminzöl sehr gut. Das Gel kann auch Linderung bei Wespen- und Bienenstichen spenden, wegen der Allergiegefahr gegen das Gift dieser Insekten sollten Sie jedoch in jedem Fall einen Arzt aufsuchen.

Bei trockener Haut habe ich, Jean Pütz, sehr gute Erfahrungen mit einer Creme gemacht, die ich für das Buch »Wunderbaum Niem« entwickelt habe.

Haut- und Pflegecreme

Zunächst wird die sogenannte Fettphase hergestellt, aus der Sie durch Zumischen von Wasser die Creme anrühren.

Fettphase (60 ml):
15 g Lamecreme
15 ml Mandelöl
evtl. 5 ml Niemöl
10 ml Avocado- oder Haselnußöl
5 g Kakaobutter
10 g Sheabutter

Alle Zutaten in ein feuerfestes Becherglas oder einen Kochtopf geben und unter Rühren bei niedriger Temperatur (maximal 70 °C) langsam einschmelzen. Zur Herstellung der fertigen Creme nehmen Sie jeweils zehn Milliliter der Fettphase ab, der Rest wird in einem verschließbaren Gefäß, z.B. einem Marmeladenglas, im Kühlschrank aufbewahrt und hält sich so bis zu vier Monaten.

Herstellung der fertigen Creme (30–35 ml):
10 ml Fettphase
20–25 ml Wasser, frisch abgekocht

Geben Sie bei ca. 60 °C das Wasser unter Rühren in die Fettphase (nie umgekehrt!), füllen Sie dies in ein verschließbares Gefäß und schütteln Sie das Ganze gut durch – fertig ist die Basiscreme. Hat sich diese auf Handwärme abgekühlt, rühren Sie noch folgende Pflege- und Wirkstoffe unter:

Wirkstoffe für 30–35 ml Creme:
8 Tr. Teebaumöl (Melaleuca alternifolia)
3 Tr. alpha-Bisabolol
1 Msp. Allantoin
5 Tr. Vitamin-E-natürlich
evtl. 3–5 Tr. Parfumöl nach Wahl

Diese Niemcreme hält sich etwa einen Monat.

Behandlung offener, auch infizierter Wunden

Ein junges Paar kam vier Tage nach einem Motorradunfall in meine Praxis. Da es in Ibiza im Sommer recht heiß ist, fahren die Leute meist in T-Shirt und kurzer Hose und dementsprechend sehen sie nach direktem Kontakt mit einer Asphalt- oder schlimmer noch einer Dreckstraße aus. Besonders die junge Frau hatte es böse erwischt: Ihr ganzer linker Arm und ihr linkes Bein waren dick in Verbände eingepackt, denn sie war anderweitig bereits mehrere Male behandelt worden. Diese Behandlung war durchaus fachgerecht, ein halbes Jahr früher hätte ich das wahrscheinlich ähnlich gemacht. Jetzt wollte ich versuchen, die Wunden offen, d.h. ohne Verbände zu behandeln. Soweit es ging, habe ich alle Binden und Salbenkompressen entfernt, was sich nicht sofort ablösen ließ, hat die Patientin dann selbst unter der Dusche gemacht. Auf die offenen Wunden haben wir anschließend ein Gemisch aus 70 Prozent Teebaumöl und 30 Prozent eines hochwertigen anderen Pflanzenöls aufgetropft und vorsichtig verteilt. Bereits am Abend desselben Tages waren die Wunden soweit abgetrocknet, daß auch für die Nacht keine Verbände notwendig waren.

Schon nach zwei Tagen hatten sich überall Krusten gebildet, die ganz oberflächlichen Wunden zeigten eine deutliche Abheilung; insgesamt ein Ergebnis, das mit weiteren Verbänden, auch mit guten Salben und Antibiotikakompressen sicherlich in einer ganzen Woche nicht erreicht worden wäre.

Insgesamt habe ich 20 ähnlich verletzte Patienten behandelt, zum Glück sahen nicht alle so schlimm aus wie die eben beschriebene junge Dame. Bei allen verlief die Heilung außergewöhnlich schnell. Den meisten habe ich zusätzlich Ibuprofen-Tabletten gegeben (diese sind in Deutschland unter zwei Dutzend verschiedenen Präparatenamen im Handel), die einen abschwellenden und schmerzstillenden Effekt haben. In der Regel haben die Patienten die Tabletten nur in den ersten Tagen eingenommen.

Bei zwei Patienten mußte ich zusätzlich ein Antibiotikum einsetzen. Jeweils an einer von mehreren Schürfwunden hatte sich unter der Kruste offensichtlich Schmutz verfangen und zu einer bakteriellen Entzündung geführt.

Die Wunden wurden übrigens nur mit Wasser gereinigt und dann mit Teebaumöl desinfiziert. Großer Vorteil: In aller Regel kein Brennen, kein Schmieren und keine braune oder rote Verfärbung.

Falls die Krusten zu sehr spannen, kann man zum Beispiel Nivea® darauf auftragen.

Größere Schürfwunden sollte man nur zu Anfang mit unverdünntem Teebaumöl behandeln. Für die weitere Behandlung ist eine Mischung von zwei Teilen Teebaumöl und einem Teil eines guten Speiseöls günstiger. Hierdurch bleiben die Krusten und die umgebende Haut elastischer.

Venenentzündung (Phlebitis), Thrombose, Trombophlebitis, Wundrose (Erysipel)

Ich wurde zu einem achtzigjährigen Patienten gerufen und fand ihn, stark übergewichtig, im Sessel sitzend und das rechte Bein hochgelagert. Das ganze Bein war enorm geschwollen, stark gerötet und überwärmt. Eigentlich ein klarer Fall für eine Krankenhausbehandlung, aber der Mann wollte zu Hause bleiben. Es handelte sich um eine Thrombophlebitis, d.h. in einer oder mehreren Venen hatten sich Blutkoagel gebildet, festgesetzt und blokkierten jetzt den Rückfluß des Blutes. Hierdurch kam es zur Stauung, Flüssigkeit trat aus den Gefäßen aus und sammelte sich im umgebenden Gewebe. Das Bein schwoll so stark an, daß die Haut sich spannte, glänzend wurde und an einigen Stellen aufgeplatzt war. Bei diesem Patienten bestand zusätzlich noch eine bakterielle Wundinfektion, eine Wundrose, medizinisch Erysipel.

Ich habe dem Mann die Gefährlichkeit seiner Erkrankung klargemacht, aber er wollte nicht ins Krankenhaus. Also habe ich mein Bestes versucht, ihn mit Spritzen und Tabletten behandelt und ihn das Bein mehrfach täglich großzügig mit Teebaumöl einreiben lassen. Es ist gutgegangen, der Patient ist zehn Tage später ganz normal mit dem Flugzeug nach Deutschland geflogen und reist inzwischen wieder in der Welt umher. Ich bin überzeugt, daß das Teebaumöl in diesem Fall ganz erheblich zur Abheilung beigetragen hat.

Ulcera (Geschwüre)

Eine ältere Dame kommt zu mir mit einem völlig durchnäßten, verfärbten Verband im unteren Teil des linken Unterschenkels und des Sprunggelenkes. Ich nehme den Verband ab, und schon der üble Geruch und die grünliche Farbe verraten den *Pyocyaneus* – ein besonders hartnäckiges und resistentes Bakterium. Ich sehe das scheußlichste Ulcus (Geschwür) seit vielen Jahren. Rund um das Bein herum fehlt die Haut auf einer Länge von ca. zehn Zentimetern und ist umgeben von einem über 0,5 Zentimeter erhabenen Hautwall. Die Wunde selbst ist grün belegt, trotz lokal angewandter guter und teurer Antibiotikakompressen. Die Dame pflegt die Wunde normalerweise selbst und ist angehalten, den Verband zweimal täglich zu wechseln.

So gut es geht, reinige ich die Wunde und träufle eine Mischung von 70 Prozent Teebaumöl und 30 Prozent eines besonderen Olivenöls auf und verteile es vorsichtig. Darüber streiche ich eine Salbe, eigentlich nur, um ein Festkleben des Verbandes zu verhindern. Da die Wunde stark näßt, muß ich den Verband in den ersten Tagen zweimal wechseln, dann wird nur noch einmal pro Tag neu verbunden. Nach einer knappen Woche hat sich der Wundgrund deutlich gereinigt, der *Pyocyaneus* ist zwar noch nicht ganz verschwunden, aber wesentlich schwächer, und der Wundwall ist auf knapp die Hälfte zurückgegangen. Ein sehr vielversprechender Verlauf. Leider flog die Dame dann heim, aber sie hat die Behandlung mit der identischen Ölmischung weitergeführt.

Eine entsprechende wundreinigende und heilungsfördernde Wirkung des Teebaumöls habe ich auch bei einem unschönen Geschwür eines Zuckerpatienten gesehen.

Aus meinen Beobachtungen ergibt sich, daß man auch bettlägerige Patienten mit Decubitus-Geschwüren gut mit Teebaumöl behandeln können muß. (Diese Geschwüre entstehen durch Mangeldurchblutung, die Patienten bewegen sich fast nicht und liegen immer auf den gleichen Körperpartien auf, sie »liegen sich durch«.)

Juckreiz, trockene Haut

Insbesondere ältere Menschen haben oft eine trokkene, schuppige, häufig auch leicht gerötete Haut und leiden unter Juckreiz. Teebaumöl wirkt entzündungshemmend und lindert oder nimmt den Juckreiz.

Die erkrankte Haut braucht aber auch Feuchtigkeit und Fett, und da reines Teebaumöl nicht fettet und eher zusätzlich austrocknet, mischt man zum Beispiel zehn Milliliter Teebaumöl mit 90 Millilitern eines Hautöls oder einer Körperlotion, um einen optimalen Effekt zu erreichen. Mit dieser Mischung kann man die Haut anfänglich ein- oder zweimal pro Tag einreiben. Wenn die Haut sich erholt hat, reichen auch zwei bis drei Einreibungen pro Woche.

Es gibt auch wasserlösliche Teebaumöl-Zubereitungen, die man zum Beispiel ins Badewasser geben kann. *Mit zehn Millilitern Teebaumöl und einem Milliliter LV 41 können Sie sich auch selbst einen Badezusatz herstellen.*

Windeldermatitis

Aber nicht nur die älteren, sondern auch die ganz kleinen Menschen haben oft Probleme mit ihrer Haut. Ich meine Säuglinge und Kleinkinder im Windelalter. Die Windeln sind nach außen wasserdicht und im Inneren entsteht eine feuchte, warme Kammer. Sicherlich sind die modernen Windeln besser geworden, aber die Häufigkeit von Hautentzündungen zeigt, daß sie zwar eine sehr praktische, aber keine Patentlösung sind.

Behandlung mit Teebaumöl

Bei stärkeren Veränderungen der Haut kann man Teebaumöl, 1:1 mit einem fettigen Öl gemischt, ein- oder mehrmals täglich auftragen. Für die laufende Pflege reicht es aus, wenn man eine ca. zehnprozentige Mischung herstellt, d.h. man gibt zum Beispiel zehn Milliliter Teebaumöl in eine Flasche mit 100 Milliliter Babyöl oder in 100 Milliliter Lotion oder Creme, was heute bevorzugt wird. Ein Emulgator wird hierbei nicht benötigt.

Auf einzelne Stellen kann man auch unverdünntes Öl auftragen, es schadet der Kinderhaut nicht und brennt normalerweise auch nicht. Bei sehr empfindlichen oder allergischen Kindern sollte man das Öl erst testen, indem man es zunächst nur auf eine kleine Stelle aufträgt und wartet, wie das Kind reagiert. Ich habe das Öl schon sehr vielen kleinen und großen Patienten gegeben und bisher noch keine Allergie gesehen, ausschließen kann man sie aber deswegen nicht.

Die Hobbythek empfiehlt:

Babycreme mit Teebaumöl

Fettphase:
20 g Lamecreme
65 g Sonnenblumenöl
15–25 g Cetylalkohol

Fertige Creme:
1 Teil (10 g) Fettphase
3 Teile (30 ml) dest. Wasser

Wirkstoffe auf 10 g Fettphase:
10 Tr. Teebaumöl (Melaleuca alternifolia)
evtl. 4 Tr. alpha-Bisabolol

Zubereitung wie bei »Haut- und Pflegecreme« auf Seite 50f. beschrieben. Diese Creme läßt sich sehr gut auf Babys meiststrapazierte Stellen auftragen. Das Bisabolol – der Kamillenwirkstoff – hilft noch zusätzlich bei Hautreizungen. Wenn Ihnen die Creme gefällt, rühren Sie beim nächsten Mal eine größere Portion an. Die Haltbarkeit der Babycreme würden wir aus Sicherheitsgründen, und da außer Teebaumöl jegliche Konservierungsstoffe fehlen, auf maximal 14 Tage begrenzen.

Die folgende Hautcreme eignet sich bei Windeldermatitis, aber auch bei Candida-Befall auf der Haut.

Hautcreme

1 TL Cremaba HT
10 Tr. Teebaumöl (Melaleuca alternifolia)
5 Tr. Thymianöl (Thymus vulgaris)
5 Tr. Geraniumöl (Pelargonium odorantissimum)
10 Tr. Lavendelöl (Lavandula angustifolia)
10 Tr. Echinacea purpurea-Preßsaft, alkoholfrei

Alle Zutaten auf die Cremebasis geben und dann mit einem kleinen Löffelchen oder Glasstäbchen gut durchrühren. Anschließend können Sie sie sofort auftragen. In einem kleinen Cremedöschen mit Deckel hält sie sich auch ohne Kühlung wochenlang, so daß Sie ganz nach Ihrem persönlichen Bedarf auch mehr anrühren können.

***Echinacea purpurea**, auch Roter Sonnenhut genannt, wird von den Sioux-Indianern schon seit Jahrhunderten genutzt. Sie verwenden den aus der blühenden Pflanze ausgepreßten Saft, um damit Wunden und Verletzungen, aber auch Insektenstiche und Schlangenbisse zu behandeln. Die moderne Arzneikunde hat diese Behandlung im nachhinein als äußerst sinnvoll bestätigt, denn sie stärkt u. a. das Immunsystem.*

■ Ekzeme

Ekzeme und andere Allergien sind in den letzten 10 bis 20 Jahren immer mehr in den Vordergrund getreten. Ihre Häufigkeit nimmt zu, und man führt dies auf die zunehmende Umweltverschmutzung zurück. Exakte Zahlen zu bekommen, ist fast unmöglich, und es ist auch schwierig, viele der Vermutungen zu objektivieren.

Zur Behandlung von Allergien ist es wichtig, die auslösende Ursache zu kennen. Dazu wurden verschiedene Testmethoden entwickelt. Trotzdem ist es oft nicht möglich, die für die Allergie verantwortlichen Komponenten zu finden, und es ist ebensowenig immer möglich, eben diese auslösenden Faktoren zu meiden. So bleibt einem dann nichts anderes übrig, als die Reaktionen des Körpers, in diesem Fall die Ekzeme, zu behandeln. Viele verschiedene Substanzen sind zu diesem Zweck entwickelt worden, auf die ich hier nicht eingehen möchte. Zu einem ganz wichtigen Medikament möchte ich aber doch etwas erklären, da ich festgestellt habe, daß sehr viele Irrmeinungen darüber bestehen und auch sehr viel Unrichtiges und Unsinn darüber geschrieben worden ist. Ich meine das Kortison.

Kortison

Kortison ist ein körpereigenes und lebenswichtiges Hormon, das in der Nebennierenrinde gebildet wird. Sein völliges Fehlen, zum Beispiel infolge von Krankheit oder nach Nebennierenentfernung, führt in wenigen Tagen zum Tode. Es gehört zur Gruppe der Steroidhormone, wie auch die Androgene (bekannt durch Doping, da sie helfen Muskelmasse zu bilden) und Östrogene sowie Gestagene (als Antibabypille in verschiedenen Zusammensetzungen sehr häufig eingesetzt).

Es gibt eine ganze Reihe von unterschiedlichen Kortisonen im Körper, deren Wirkungen sich unterscheiden und die bei vielen verschiedenen Mechanismen unseres Körpers eine herausragende Rolle spielen. So wirken sie zum Beispiel auf den Zuckerstoffwechsel ein, aber auch bei dem Verhalten eines Menschen spielen sie eine Rolle, um nur zwei Dinge herauszugreifen. Das ganze System ist sehr komplex und kompliziert.

Ich möchte hier keine Abhandlung über Kortison schreiben, aber es ist eben auch in der modernen Therapie eines der wichtigsten Medikamente, die wir haben. Doch bei vielen Menschen wirkt allein das Wort Kortison abschreckend, wobei etliche nicht wissen, daß es eine körpereigene Substanz ist.

Die berechtigten Schreckensmeldungen über Nebenwirkungen des Kortisons stammen aus einer Zeit, als man noch zu wenig Erfahrung hatte. Oft gab man es zu lange und in zu hoher Dosierung, und das hatte in der Tat oft böse Folgen. Inzwischen haben wir viel gelernt, und die Kortisone sind besser geworden, so daß wir gezielter therapieren können. In vielen Notsituationen wirkt Kortison lebensrettend.

Die Behandlung mit Kortison verlangt Wissen und Erfahrung und beides sollte man bei uns Ärzten voraussetzen. Eine übertriebene Angst vor Kortison ist nicht gerechtfertigt. Wenn wir aber bei einigen Erkrankungen einen gleich guten Effekt zum Beispiel mit Teebaumöl erzielen können, dann verzichtet man in diesen Fällen gern auf das Kortison.

Behandlung mit Teebaumöl

Viele Ekzeme kann man sehr erfolgreich mit Teebaumöl behandeln. Bei akuten Hautveränderungen kann man zwei- bis viermal täglich unverdünntes Öl auftragen. Der Juckreiz wird in aller Regel sehr schnell besser, und mehrfach habe ich gesehen, daß akute Ekzeme in ein bis zwei Tagen wieder verschwanden.

Für die Behandlung von bereits länger bestehenden Ekzemen sollte man Teebaumöl mit einem anderen Öl mischen, insbesondere bei trockenen Ekzemen ist dies wichtig. Man kann mit einer Mischung von 70 Prozent Teebaumöl und 30 Prozent eines anderen Öls anfangen und später noch mehr »verdünnen«. Wenn die Haut trotzdem noch zu trocken bleibt, kann man zusätzlich zum Beispiel mit Nivea® oder pH 5 Eucerin® eincremen.

Zur Behandlung von Ekzemen empfiehlt die Hobbythek die »Haut- und Pflegecreme« von Seite 50f. oder eine Alternative auf Cremaba-Basis für diejenigen, denen die Herstellung der Creme zu aufwendig ist (siehe »Hautcreme« auf Seite 54).

Neurodermitis (Endogenes Ekzem oder Atopische Dermatitis)

Die Neurodermitis ist vielleicht das bekannteste Ekzem. Häufig tritt sie bereits im Kindesalter auf (oft auch als Milchschorf bezeichnet), doch das voll ausgeprägte Krankheitsbild findet man meist erst bei Jugendlichen oder Erwachsenen. Mit zunehmendem Alter bessert sich die Erkrankung dann wieder. Es gibt eindeutige familiäre Häufungen, oft leiden die gleichen Patienten auch an Asthma und auch sonst gibt es eine Reihe von typischen Merkmalen, man spricht sogar von einem Neurodermitis-Typ.

Die genetische (erbliche bzw. ererbte) Veranlagung ist der Hauptfaktor für die Entwicklung einer Neurodermitis. Leidet ein Elternteil an einer Allergie wie zum Beispiel Heuschnupfen, Asthma oder Neurodermitis, so wird diese Bereitschaft für Allergien zu 20 bis 30 Prozent auf die Kinder übertragen. Heute leiden 10 bis 20 Prozent aller Kinder und Jugendlichen an einer Neurodermitis.

Psychische Belastungen können akute Krankheitsschübe hervorrufen, und unzweifelhaft ist auch, daß Nahrungsmittel-Allergene eine wichtige Rolle spielen, insbesondere Milch-, Fisch- oder Hühnereiweiß, aber auch Zitrusfrüchte und Nüsse.

Aber nicht nur Allergene in der Nahrung, sondern auch die der Luft können die Neurodermitis verschlimmern, so zum Beispiel Haustierepithelien (Haut, Haare), Pilzsporen, Pollen oder die Hausstaubmilben.

Wer gegen was allergisch ist, muß individuell ermittelt werden, es gibt Neurodermitiker, die sogar Kamille nicht vertragen.

Die »Patentbehandlung« für das Endogene Ekzem gibt es nicht, aber man hat doch Fortschritte gemacht. So weiß man heute, daß bei diesen Menschen unter anderem ein Mangel an Gammalinolensäure besteht. (Es handelt sich hierbei um eine dreifach ungesättigte Fettsäure, die der Körper für seinen Stoffwechsel benötigt, selbst aber nicht synthetisieren, d.h. herstellen kann. Zum Teil wird sie daher auch als Vitamin F bezeichnet.)

Unter dem Namen Epogam® ist ein Medikament im Handel, mit dem man diesen Mangel beheben will. Im wesentlichen besteht Epogam® aus dem Öl der Nachtkerze (*Oenothera*), das acht bis zehn Prozent Gammalinolensäure enthält.

Behandlung mit Teebaumöl

Patienten mit Endogenem Ekzem sind oft gegen viele verschiedene Substanzen allergisch, daher sollte man jede neue Behandlungsform vorsichtig beginnen. So vertragen einige Neurodermitiker eine Therapie auch mit verdünntem Teebaumöl nicht gut, während bei anderen eine deutliche Besserung eintritt. Man sollte die Verträglichkeit vor einer Anwendung testen, indem man unverdünntes Öl auf eine kleine Stelle an der Innenseite des Unterarmes aufträgt und die Hautreaktion beobachtet.

Ist die Verträglichkeit gut, kann man es mit einem anderen Öl mischen und damit behandeln, wobei natürlich das andere Öl auch getestet werden muß. Da häufig Allergien gegen Nüsse bestehen, sind solche Öle hier nicht zu empfehlen. Besonders gut ist Nachtkerzenöl, das aber leider recht teuer ist.

Die Anwendung von reinem oder sehr hochprozentigem Teebaumöl empfiehlt sich bei Neurodermitis nicht, zumindest nicht für eine längere Zeit, da die Haut zu trocken wird. Oft reicht eine Ölmischung mit 5 bis 20 Prozent Teebaumöl.

Noch günstiger erscheint es mir, das Teebaumöl in eine Cremebasis einzurühren. Die Behandlung kann nach folgendem Schema durchgeführt werden:

Bei akuten entzündlichen und nässenden Hauterscheinungen

Als Basiscreme eine Öl-in-Wasser-Emulsion, zum Beispiel Cremaba, mit zusätzlich zehn Prozent Teebaumöl und anderen Ölen. Die Creme kann mehrfach täglich aufgetragen werden.

In starken akuten Phasen einer Neurodermitis muß man aber oft auch Kortison einsetzen. Wie ich früher bereits geschrieben habe, ist hier eine zu große Zurückhaltung oder gar Angst vor diesem Wirkstoff nicht angebracht oder begründet. Man verwendet heute schwach wirkende Kortisoncremes, die sehr selten zu unerwünschten Nebenwirkungen führen. Kortison wirkt am stärksten von allen uns zur Verfügung stehenden Mitteln, und es ist sicher besser, einen akuten Schub damit schnell unter Kontrolle zu bringen, als daß sich die kleinen und großen Patienten wundkratzen und nicht schlafen können.

Trockene, verdickte oder schuppige Haut

Als Basiscreme eine Wasser-in-Öl-Emulsion, zum Beispiel Cremaba, mit drei bis fünf Prozent Teebaumöl, zehn Prozent Nachtkerzenöl und weiteren Ölen.

Zusätzlich sollte mit einer Creme, die Harnstoff enthält, eingerieben werden. Eine solche Creme selbst herzustellen, ist recht schwierig und umständlich, aber es gibt verschiedene fertige Präparate.

Diese Kombinationstherapie sollte als Langzeitbehandlung angewendet werden, denn bisher kennen wir keine Heilung der Neurodermitis.

Ich habe selbst eine Creme mit Teebaumöl und einem hohen Gehalt an Harnstoff und auch Nachtkerzenöl hergestellt und damit schöne Erfolge gesehen, aber die Zubereitung dieser Creme ist aufwendig und für den Hausgebrauch nicht zu empfehlen.

Letztendlich muß jeder Patient selbst herausfinden, mit welcher Behandlung er sich am wohlsten fühlt. Soweit wie möglich müssen Allergene gemieden werden, und die Haut muß regelmäßig mit Cremes gepflegt werden, sie braucht Fett und Feuchtigkeit.

■ Psoriasis (Schuppenflechte)

Die Psoriasis ist eine unregelmäßig vererbliche Erkrankung, die mit einer Häufigkeit von ein bis zwei Prozent der Bevölkerung der Verbreitung des Diabetes mellitus, der Zuckerkrankheit, entspricht. Sie kann in jedem Alter auftreten, die Ursache ist immer noch ungeklärt. Das Krankheitsbild kann sehr unterschiedlich sein, manche Patienten haben nur einige kleine Herde, andere wiederum sind großflächig befallen, auch die Nägel und Gelenke können betroffen sein. Behandlungsmethoden gibt es viele, von Teerpräparaten bis zur speziellen UV-Bestrahlung, aber eine Heilung kennen wir bisher nicht. Bei der äußerlichen Behandlung gilt der Grundsatz, daß man um so behutsamer vorgeht, je stärker, d. h. je akuter die Psoriasiseruptionen sind.

Behandlung mit Teebaumöl

Ich habe häufig von guten Erfolgen bei der Psoriasisbehandlung mit Teebaumöl gelesen, bisher aber keine statistisch brauchbare klinische Untersuchung gefunden. Man kann es mit einer 10- bis 50prozentigen Ölmischung versuchen, d.h. man mischt 5 bis 50 Milliliter Teebaumöl mit 50 Milliliter eines anderen guten Öls. Noch vorteilhafter ist sicher eine Kombination mit weiteren Substanzen, zum Beispiel der Fumarsäure und Harnstoff. Zur Zeit versuche ich, eine Creme herzustellen, die die Vorteile der verschiedenen Substanzen in sich vereinigt.

■ *Mykosen (Pilzerkrankungen)*

Pilze werden allgemein den Pflanzen zugeordnet und zeigen außerordentlich vielgestaltige Lebensformen. Ihr Erscheinungsbild reicht von den großen Speise- und Giftpilzen bis zu den mikroskopisch kleinen Hefe-, Schimmel- und Fadenpilzen. Sie können verschiedene biologisch wirksame Substanzen herstellen, zum Beispiel das Ergotamin im Mutterkorn, das unter anderem bei der Migränebehandlung eingesetzt wird. Gewisse Hefen bilden Vitamine der B_1- und B_2-Gruppe, andere produzieren Enzyme – wie *Penicillium roqueforti* oder *P. camemberti*, wer kennt die guten Käsesorten nicht – oder bilden Antibiotika, von denen das bekannteste das Penicillin ist.

Neben ihrer wichtigen Funktion im Haushalt der Natur beim Abbau von toter organischer Materie spielen sie für den Menschen auch eine bedeutende Rolle als Krankheitserreger. Pilzerkrankungen, sogenannte Mykosen, sind außerordentlich häufig, oft hartnäckig und neigen zu Rezidiven. Insbesondere an den Nägeln können sie Jahrzehnte überdauern. Diese Rezidivneigung beruht oft auf einer Basiserkrankung, wie eine Untersuchung an 400 Patienten mit Pilzerkrankungen an den Füßen oder Nägeln zeigte. Bei diesen Patienten war nämlich die Hautdurchblutung um 50 Prozent gegenüber hautgesunden Patienten verringert.

Krankheitserregende Pilze sind weit verbreitet, sie lieben ein feuchtwarmes Klima, was die hohe Ansteckungsgefahr in Waschräumen, Badeanstalten oder ähnlichem erklärt. Ob jemand an einem Pilz erkrankt oder nicht, hängt von der Abwehrkraft des Körpers ab. Eine Infektion bleibt symptomlos, solange der Pilz nur in der Hornschicht der Haut lebt. Gelangt er jedoch in tiefere Schichten, treten Entzündungsreaktionen auf, es kommt zu Juckreiz, zum Kratzen, und dadurch wird die Verbreitung der Pilze weiter gefördert.

Heute stehen viele effektive Möglichkeiten zur Behandlung einer Pilzinfektion zur Verfügung, und selbst Nagelmykosen können erfolgreich behandelt werden. Die Therapie muß sich in vielen Fällen über einen längeren Zeitraum erstrecken, bei Infektionen der Nägel über mehrere Monate. Gute Medikamente, seien es Cremes oder Tabletten, sind nicht billig, einige der neueren Substanzen sind ausgesprochen teuer, und die Reformen im deutschen Gesundheitswesen zwingen die Ärzte zu restriktiver Verordnungsweise.

Auch ist die längere Anwendung einiger Stoffe

mit eventuellen gesundheitlichen Schäden verbunden. Hier gibt es eine wunderbare natürliche Alternative: Teebaumöl.

Behandlung mit Teebaumöl

Bereits 1962 berichtet Eduardo F. Peñja über die Behandlungserfolge mit Teebaumöl bei Infektionen der Vagina durch Pilze, Trichomonaden (Geißeltiere) und andere Krankheitserreger (siehe *Seite 19*).

1994 wurde eine klinische Studie veröffentlicht, die nach exakt wissenschaftlichen Kriterien, d. h. doppelblind und randomisiert, durchgeführt wurde. Bei 117 Patienten wurde die Wirkung einer einprozentigen Clotrimazollösung, eines unserer sehr guten Antimykotika, mit der von reinem Teebaumöl verglichen: Beide Substanzen wurden zweimal täglich aufgetragen. Im Behandlungserfolg zeigte sich kein wesentlicher Unterschied.

Bei bereits länger bestehenden trockenen Pilzinfektionen sollte man nach meinen Erfahrungen das Teebaumöl mit einem anderen Öl mischen, wobei sich ein Verhältnis von 70 Prozent Teebaumöl und 30 Prozent eines anderen Öls bewährt hat. Wer trotzdem mit reinem Teebaumöl behandeln möchte, sollte zum Beispiel mit Nivea® nachcremen, da die Haut sonst zu trocken wird und spannt. Auch in der Genitalgegend ist eine 70:30-Mischung oft angenehmer.

Frische Erkrankungen zwischen den Zehen kann man gut mit purem Öl behandeln. Mehrfach habe ich gesehen, daß die Hauterscheinungen in wenigen Tagen verschwinden.

Sehr schwierig ist die Behandlung von Pilzerkrankungen der Finger- und Fußnägel, sogenannte Onychomykosen. Es gibt viele Menschen, die sich Jahrzehnte damit herumplagen. Seit einiger Zeit haben wir hervorragende Medikamente, die eingenommen werden. Sie sind normalerweise gut verträglich und sehr effektiv, leider sind sie sehr teuer. Eine örtliche Therapie kann man sehr gut mit Teebaumöl durchführen. Hierzu sollte man pures Öl verwenden und es zweimal täglich auftragen. Das größte Problem liegt in der Konsequenz und Dauer der Behandlung. Ein Fingernagel braucht drei bis vier Monate, um von seiner Matrix, wo er entsteht, bis zur Fingerspitze vorzuwachsen, bei einem Fußnagel dauert das sechs bis acht Monate. Wenn also der ganze Nagel befallen ist, muß man dementsprechend lange behandeln. Die kranken Nagelpartien sollte man mit der Feile oder Nagelschere soweit wie möglich entfernen. Feile und Nagelschere müssen nach Gebrauch gereinigt und desinfiziert werden, zum Beispiel mit einigen Tropfen Teebaumöl, um eine Verbreitung der Pilzerkrankung zu vermeiden.

Bei Neugeborenen sieht man häufiger Pilzinfektionen im Mund. Auch diese lassen sich mit Teebaumöl behandeln, indem man mehrfach täglich den Mund mit einem in Teebaumöl getränkten Watteträger »auspinselt«. Wegen des Geschmacks sollte man es auch hier mit einem Speiseöl mischen.

Bei der Windeldermatitis (siehe *Seite 53f.*) kann zusätzlich eine Pilzinfektion bestehen. Auch hier ist Teebaumöl ein ideales Mittel.

Durch das Stillen geht die Soorinfektion (Pilzinfektion durch *Candida albicans*) des Kindes auf die Brustwarze und den Warzenhof der Mutter über. Auch hier hilft Betupfen mit unverdünntem Teebaumöl hervorragend.

Häufig treten Pilzinfektionen auch im Genitalbereich auf – oft nach Antibiotikabehandlungen. Bei Frauen kommt es zur Reizung und Entzündung der Schleimhaut der Vagina und zu Ausfluß. Bereits 1962 veröffentlichte Eduardo F. Peñja Ergebnisse über eine Behandlung von 130 Frauen mit vaginalen Infekten, die er mit Teebaumöl behandelte. Nach Desinfektion des äußeren Genitalbereiches führte er vaginale Spülungen mit einprozentiger Teebaumöl-Lösung durch. Anschließend wurde ein in 40prozentigem Teebaumöl getränkter Tampon eingeführt, der 24 Stunden in der Vagina belassen wurde. Die Spülungen wurden täglich durchgeführt, und einmal pro Woche wurde ein Tampon eingelegt. Die Behandlung dauerte durchschnittlich sechs Wochen. Das Behandlungsergebnis entsprach dem einer Behandlung mit herkömmlichen Suppositorien (Vaginalzäpfchen).

Eine deutsche Gynäkologin berichtete mir letzten Sommer über sehr gute Erfahrungen mit Teebaumöl bei genitalen Pilzinfektionen. Sie empfiehlt tägliche Tamponeinlagen mit verdünntem oder auch unverdünntem Teebaumöl. Auch Spülungen mit einem Irrigator seien gut. Des weiteren empfiehlt sie unbedingt die Mitbehandlung des Partners, wobei der Penis inklusive des Harnröhreneinganges mit Teebaumöl bestrichen wird.

Frauen, die häufig an Pilzerkrankungen der Vagina leiden, habe ich auch schon spezielle Mischungen mit Teebaumöl hergestellt und empfohlen. Hier spielt oft auch die Psyche eine ganz wichtige Rolle oder auch ein übertriebenes Reinlichkeitsbestreben, wobei durch reichlichen Gebrauch von Seifen oder Duschgels der natürliche Schutzmantel der Haut zu sehr zerstört wird. In diesen Fällen hat die Behandlung mit Teebaumöl sicher ihren Platz. Auf der anderen Seite meine ich, daß wir sehr gute, wirksame und auch gut verträgliche Suppositorien haben, die in die Vagina eingeführt werden und eine frische Infektion in der Regel innerhalb weniger Tage kurieren.

Auch Infektionen mit Trichomonaden (Geißeltierchen), die zu Ausfluß und starkem Juckreiz führen, kann man wie oben geschildert mit Teebaumöl behandeln, ich betrachte es aber nicht als Mittel der Wahl. Wenn man will, kann man es natürlich zusätzlich benutzen, ansonsten halte ich die medikamentöse Therapie, in diesem Fall mit Tabletten, für einfacher und sicherer, zumal hier der Partner unbedingt mitbehandelt werden sollte. Für eine wirksame Anwendung ist auch immer eine konsequente Behandlung erforderlich, und die Wahrscheinlichkeit hierfür ist um so größer, je einfacher die Sache ist.

Dazu einige Rezepte der Hobbythek:

***Sanfteen** ist ein sogenanntes Zuckertensid, eine Verbindung aus Fettsäuren und Zucker, nämlich*

Glucose (Traubenzucker) und vor allem Kokosfett. Es macht in Verbindung mit Facetensid die Lotion sehr sanft.

Intimwaschlotion bei Infektionen der Vagina

1 TL Sanfteen
35 ml Facetensid
40 ml abgekochtes, abgekühltes Wasser
1–2 Meßl. Rewoderm HT
2 Meßl. Teebaumöl (Melaleuca alternifolia)
10 Tr. Eisenkrautöl (Lippia citriodora)

Sanfteen mit Facetensid vermischen, dann das Wasser dazurühren. Zum Andicken der Waschlotion geben Sie nun langsam Rewoderm bis zur gewünschten Seifenkonsistenz hinzu. Anschließend Teebaumöl und für einen angenehmen und erfrischenden Duft Eisenkraut zufügen. Alles gut durchrühren und in einen Seifenspender füllen. Die Haltbarkeit beträgt ca. einen Monat, im Kühlschrank drei Monate.

Bei einer Candida-Infektion bewährt sich wieder die gute Verträglichkeit des Teebaumöls, man nutzt es in Form einer Vaginaldusche.

Dusche für Scheidenentzündungen durch Candida

5 ml Teebaumöl (Melaleuca alternifolia)
2 Tr. LV 41
100 ml abgekochtes, abgekühltes Wasser

Teebaumöl, LV 41 und Wasser mischen und vor Gebrauch gut durchschütteln. Diese Anwendung läßt sich auch über längere Zeit problemlos einmal täglich anwenden.

Bei Pilzproblemen im Dickdarm und am After empfehlen sich selbstgemachte Zäpfchen. Ganz einfach ist die Herstellung mit Einmalgießformen, die Sie in den unter dem Bezugsquellenverzeichnis aufgeführten Läden erhalten. Als Zäpfchen dient ***Kakaobutter****, die bei Körpertemperatur schmilzt, sich gut verarbeiten läßt und einen angenehmen Geruch hat. Sie dürfen Kakaobutter jedoch nicht über 40° C erwärmen, da sie dann nicht mehr fest wird. Benutzen Sie zum Erwärmen der Zäpfchenmasse deshalb immer ein Wasserbad und verarbeiten Sie die geschmolzene Kakaobutter zügig. Die Zäpfchen sind im Kühlschrank mehrere Wochen haltbar.*

Hier das Rezept für 10–15 Zäpfchen:

Teebaumölzäpfchen bei Pilzproblemen im Dickdarm und am After

20 g Kakaobutter
10 Tr. Teebaumöl (Melaleuca alternifolia)
5 Tr. Geraniumöl (Pelargonium odorantissimum)

Kakaobutter wie oben beschrieben schmelzen und die ätherischen Öle zugeben. Die Masse in die Einmalform gießen und nach dem Erkalten den oberen Zäpfchenrand mit einer breiten, warmen Messerklinge glattdrücken und danach mit dem Klebeband verschließen.

Die Zäpfchen lassen sich einzeln abtrennen und können auch bequem unterwegs mitgenommen werden.

Teebaumöl zur inneren Einnahme

je 1 selbstbefüllbare Gelatinekapsel, offen
2 Tr. Teebaumöl (Melaleuca alternifolia)
1 Tr. Geraniumöl (Pelargonium odorantissimum)

Alle Öle in eine Kapselhälfte einfüllen und die beiden Kapselhälften zusammenstecken. In den ersten drei bis vier Tagen drei bis fünf Kapseln über den Tag verteilt, jeweils nach den Mahlzeiten und gegebenenfalls mit einem Glas Wasser, einnehmen. Danach die Dosis auf eine Kapsel pro Tag reduzieren. Die Kur sollte zwei bis drei Wochen durchgeführt werden.

***Achtung:** Leichtes Aufstoßen nach der Einnahme ist nicht auszuschließen, aber wenn man es mit der Wirkung von harten Medikamenten aus der chemischen Retorte vergleicht, dann sind die Nebenwirkungen doch erheblich geringer. Allerdings sollten Sie es bei stärkeren Beschwerden nicht versäumen, einen Arzt aufzusuchen.*

Blasenentzündungen

Auch hier handelt es sich um eine sehr häufige Erkrankung, die insbesondere Frauen betrifft. Die Erklärung ist einleuchtend: Frauen haben eine sehr kurze Harnröhre, wodurch das Eindringen von Keimen in die Blase sehr viel einfacher wird als beim Mann. Solche Infektionen sind erfolgreich mit kleinen Dosen von Teebaumöl behandelt worden. Das Öl wird oral eingenommen, empfohlen werden zwei bis drei Tropfen zwei- bis dreimal täglich.

Gute Dokumentationen über Behandlungserfolge sind mir jedoch nicht bekannt, eigene Erfahrungen besitze ich nicht. Da eine akute Blasenentzündung zumeist sehr lästig ist, wollen die Patientinnen verständlicherweise eine möglichst schnelle Besserung. Wir haben heute ausgezeichnet verträgliche Antibiotika, die die Beschwerden oft innerhalb weniger Stunden vermindern oder verschwinden lassen. Auch aus medizinischen Gründen möchte ich die Behandlung von Blasenentzündungen mit Teebaumöl nicht generell empfehlen, da sie nicht genügend belegt ist.

Es kommt auf eine ausreichende und fachgerechte Behandlung an, dann sind auch Rezidive weniger häufig und chronische Entzündungen können verhindert werden. Das ist enorm wichtig, da diese zu irreparablen Nierenschäden führen können.

Die Hobbythek empfiehlt, anfangs, in den ersten beiden Stunden, alle 20 Minuten je einen Tropfen Teebaumöl in etwas Wasser einzunehmen und anschließend ausreichend Flüssigkeit nachzutrinken. Es schmeckt nicht übermäßig gut, aber Sie wissen ja: Was bitter dem Mund, ist, in diesem Fall der Blase, gesund.

Danach reicht alle Stunde ein Tropfen, und in vielen Fällen tritt bereits nach vier bis sechs Stunden eine erhebliche Besserung ein.

Am zweiten bis dritten Tag genügt es, wenn Sie sechs Tropfen über den Tag verteilt einnehmen. Sollte jedoch nicht spätestens während des zweiten Tages eine deutliche Besserung eintreten, suchen Sie unbedingt einen Arzt auf, da dann die Wahrscheinlichkeit besteht, daß es sich um etwas Komplizierteres als eine Blasenentzündung handelt.

Erkrankungen von Hals, Nase und Ohren

In erster Linie geht es hier um Erkältungskrankheiten. Diese sind primär virusbedingt, doch nur gegen einige Viren haben wir erfolgversprechende Medikamente. Auf der anderen Seite werden einige pflanzliche Substanzen angeboten, die die Immunlage verbessern sollen, und das sagt man auch vom Teebaumöl. Mir wurde berichtet, daß Menschen, die bei einer Erkältungswelle zweimal täglich zwei bis drei Tropfen Teebaumöl einnahmen, weniger oft krank wurden oder zumindest weniger starke Symptome hatten. Exakte Untersuchungen auf diesem Gebiet sind schwierig, daher schreibe ich vom abwehrstärkenden Effekt des Teebaumöls mit Vorbehalt.

Eine heilende Wirkung bei Erkältungskrankheiten scheint aber sehr wahrscheinlich. Häufig habe ich gehört, daß Leute bei beginnenden Halsschmerzen mit Teebaumöl gurgeln und eine sofortige Linderung verspüren. Wenn Sie einfach einige Tropfen Teebaumöl in ein Glas mit Wasser geben, wird ein Teil davon am Glasrand hängenbleiben, da sich das Öl nicht in Wasser löst. Effektiver ist es, wenn man einige Tropfen Teebaumöl direkt in den Mund spritzt und dann mit Wasser gurgelt. Die beste Lösung ist jedoch, das Öl wasserlöslich zu machen, indem man einen Emulgator hinzugibt.

Ich selbst habe bei meinem letzten Flug nach Australien sehr gute Erfahrungen mit dem Öl gemacht. Im Flugzeug waren viele erkältete Menschen, außerdem wurde gegen Ende des Fluges ein mir unbekanntes Mittel versprüht (über die Klimaanlage, nicht mehr mit Sprühdosen wie früher). Beides zusammen führte dazu, daß meine Nase begann, unaufhörlich zu laufen, und ich das Gefühl hatte, eine ordentliche Erkältung zu bekommen. Alle halbe Stunde habe ich mir dann das Teebaumöl unter die Nase gestrichen und zusätzlich ein entzündungshemmendes Medikament genommen. Ich konnte es selbst kaum fassen, aber am nächsten Morgen war alles wie weggeblasen. Genau das gleiche widerfuhr mir beim Rückflug, und die identische Behandlung führte zu dem gleichen erstaunlichen Ergebnis. Etwas Ähnliches habe ich früher noch nie erlebt.

Mit Teebaumöl kann man oft einen ebenso guten Effekt erzielen wie mit Nasentropfen, indem man es einfach auf die Oberlippe aufträgt und tief einatmet. Wenn man sich oft die Nase putzen muß, hat das Teebaumöl gleichzeitig einen entzündungshemmenden Effekt, d. h. Nase und Lippe werden weniger gereizt und wund. Empfehlenswert ist eine 1:1 Mischung mit einem anderen Öl. Ich habe auch versucht, Nasentropfen mit Teebaumöl herzustellen. Eine Mischung von zehn Prozent Teebaumöl und 90 Prozent eines anderen Öls hat eine gute Wirkung.

Auch Inhalationen mit Teebaumöl haben einen günstigen Effekt. Man gibt einige Tropfen in heißes Wasser und inhaliert mit dem Kopf über der Schüssel und einem Handtuch über dem Kopf oder mit den etwas moderneren Inhalationsgeräten. Bei letzteren ist eine wasserlösliche Teebaumöl-Zubereitung günstiger.

Auch andere Infektionen und Wunden im HNO-Bereich können erfolgreich mit Teebaumöl behandelt werden. Kleine Pickel und Entzündungen in der Nase kann man gut mit purem oder verdünntem Öl behandeln. Nochmals meine Mahnung zur Vorsicht: An Eiterpickeln in und an der Nase nicht herumdrücken!

Das folgende, mittlerweile schon klassische Heilpflanzenöl kann – in einer optimierten Mischung mit Teebaumöl – auch zum Inhalieren gegen Bronchitis eingesetzt werden. Das gilt jedoch nur für Erwachsene, bei Säuglingen und Kleinkindern sollten Pfefferminzöle nicht im Bereich der Nase und des Gesichts aufgetragen werden.

Die ätherischen Öle mischen und inhalieren. Verwenden Sie dazu einen handelsüblichen Inhalator (Apotheke) oder knüllen Sie die Hälfte eines Papiertaschentuchs in die Faust und träufeln Sie darauf vier bis fünf Tropfen Öl. An den Mund halten und einatmen. Nicht mit Schleimhäuten in Berührung bringen, denn es könnte brennen. Sie können auch in die Inhalationshülse eines herkömmlichen Medikamentes ein halbes Papiertaschentuch stecken und mit fünf bis zehn Tropfen Heilpflanzenöl beträufeln. Durch das Mundstück einatmen.

Heilpflanzenöl HT bei Bronchitis

1 Teil Teebaumöl (Melaleuca alternifolia)
2 Teile Pfefferminzöl (Mentha x piperita)
1 Teil Thymianöl (Thymus vulgaris) oder Salbeiöl (Salvia officinalis)
1 Teil Lavendelöl (Lavandula angustifolia)

Für ein Erkältungsbad nehmen Sie:

Erkältungsbad

5 ml Heilpflanzenöl HT
1 Teil LV 41

Mit LV 41 emulgiert das Heilpflanzenöl problemlos und treibt nicht wie wohlriechende Fettaugen auf der Wasseroberfläche. Dieses Erkältungsbad darf nur bei Erwachsenen angewendet werden; das im Pfefferminz enthaltene Menthol kann zu Kältegefühlen auf der Haut führen, was Kinder zu Panikreaktionen veranlassen könnte. Für ein Kinder-Erkältungsbad läßt sich das Pfefferminz- durch Lavendelöl ersetzen. Nehmen Sie davon also in diesem Fall drei Teile.

Mit Heilpflanzenöl gegen Bronchitis

Nehmen Sie zunächst nach der Rezeptur von Seite 66 ein heißes Bad, packen Sie sich danach in einen dicken Bademantel ein, legen Sie sich ins Bett und atmen Sie – soweit dies möglich ist – durch die Nase das Heilpflanzenöl HT ein. Dazu benötigen Sie:

2 Stückchen eines Papiertaschentuches, etwa der Größe 4 x 4 cm
2 Tr. Heilpflanzenöl

Tröpfeln Sie das Heilpflanzenöl so genau wie möglich in die Mitte des Stück Papiertaschentuchs und packen Sie die benetzten Bereiche so geschickt ein, daß das ätherische Öl nicht unmittelbar mit der empfindlichen Nasenschleimhaut in Berührung kommen kann. Dann stecken Sie es sich vorsichtig in die Nase und atmen ganz behutsam durch die Stopfen ein. Lassen Sie die Stopfen möglichst über Nacht in der Nase. Die ätherischen Öle in handelsüblichen Nasentropfen reizen häufig die Nasenschleimhäute und verlängern die Dauer des Schnupfens.

Gurgelwasser bei Halsentzündung

1 Teil Teebaumöl (Melaleuca alternifolia)
1 Teil Pfefferminzöl (Mentha x piperita)
1 Teil Krauseminzeöl (Mentha spicata)
1 Teil Zypressenöl (Cupressus sempervirens)
1 Teil LV 41

Alle Zutaten miteinander mischen. Einige Tropfen davon in ein Glas Wasser geben und mehrmals am Tag gurgeln.

Infektionen des Gehörgangs

Einen der schönsten Erfolge bei der Behandlung mit Teebaumöl erlebte ich bei einer Patientin, die seit zwei Jahren an einer einseitigen nässenden Entzündung des Gehörganges litt. Jeden Morgen war ein Fleck auf dem Kopfkissen, außerdem juckte und schmerzte es. Mehrere Kollegen, inklusive verschiedener Spezialisten, hatten mit unterschiedlichen Methoden und Mitteln ohne jeden Erfolg versucht, diese Entzündung auszuheilen. Da schon alles »Normale« versucht worden war, gab ich der Patientin eine Mischung aus 50 Prozent Teebaumöl und 50 Prozent eines anderen Pflanzenöls. Drei- bis viermal pro Tag sollte sie einige Tropfen ins Ohr geben. Nach dreitägiger Behandlung kam die Patientin zurück und erklärte, das Ohr sei trocken. Die Ohrspiegelung bestätigte die erstaunliche Besserung, aber das ging mir dann doch zu schnell, und ich bat die Patientin, die Behandlung noch eine Woche weiterzuführen, allerdings nur zweimal täglich. Das Ohr war und blieb trocken, auch nach völligem Absetzen der Behandlung. Ein halbes Jahr später habe ich die Patientin nochmals gesehen, und das Ohr war immer noch reizfrei, allerdings ist durch die lange Infektion eine leichte Hautveränderung geblieben. Auch nach einem weiteren Jahr war der Befund unverändert.

Hätte ich diesen Verlauf nicht selbst gesehen, ich würde das Ganze wahrscheinlich für ein Märchen halten.

Während man es in Deutschland im Rahmen von Erkältungen hauptsächlich mit Mittelohrentzündungen zu tun hat, bei denen Ohrentropfen sinnlos sind, sehe ich hier sehr viele Entzündungen des Gehörganges. Das liegt daran, daß unsere Ohren eigentlich auf Luft und nicht so sehr auf Wasser eingestellt sind. Hier im warmen Klima wird jedoch viel geschwommen. Außerdem kommt bei Schwimmbecken noch die irritierende Wirkung des Chlors und beim Meer die des Salzes hinzu. Die Hotelbetreiber wollen oft ganz sicher gehen und chlorieren zum Teil unkontrolliert stark, was aber den Gehörgängen gar nicht gut bekommt. Ein Tip: Wenn Sie oder Ihre Kinder vom Schwimmen zurückkommen, halten Sie die Dusche direkt auf das Ohr und spülen Sie so Chlor- oder Salzrückstände heraus.

Wenn es trotzdem zu Ohrenschmerzen kommt, gehen Sie zum Arzt und lassen Sie hineinschauen. Bei Bedarf können immer Schmerzmedikamente eingenommen werden, aber versuchen Sie nicht, das Ohr auszuspülen und träufeln Sie auch nichts hinein – jedenfalls nicht, wenn ein Arzt erreichbar ist.

Entzündungen des Gehörganges kann man sehr gut mit Ohrentropfen behandeln. Meist sind es Kombinationspräparate. Viele davon enthalten als Antibiotikum immer noch Neomycin, was nicht so günstig ist, da es häufiger als andere Substanzen Allergien auslösen kann.

Ich selbst verwende zunehmend Teebaumöl zur Behandlung, und zwar ein Gemisch von 50 Prozent Teebaumöl und 50 Prozent fettigen Ölen, zum Beispiel Nachtkerzenöl.

Die Entzündungen sind oft eine Mischung aus Ekzem, bakterieller Entzündung, und zum Teil besteht auch noch eine Pilzinfektion. Da Teebaumöl für alle diese Komponenten ein ideales Mittel darstellt, ist auch die Wirkung so überzeugend.

Ohrentropfen reichen aber nicht immer als alleinige Behandlung aus, man muß dann zusätzliche Medikamente einsetzen.

Wer weiß, daß er bei vielem Schwimmen zu Ohrproblemen neigt, kann Tropfen mit Teebaumöl vorbeugend verwenden. Zwei bis drei Tropfen ein- bis zweimal täglich eines 1:1 Gemisches mit fettigen Ölen reichen aus.

■ Kopfschuppen

Ursache für die Schuppen der Kopfhaut ist eine Seborrhoe, also eine vermehrte Talgproduktion mit ebenfalls verstärkter Verhornung der Zellen.

Behandlung mit Teebaumöl

Bereits 1939 berichtete der Chemiker Robert Goldsborough über die ausgezeichneten Erfolge bei der Behandlung von Kopfschuppen mit einem Shampoo, das drei Prozent Teebaumöl enthielt. Inzwischen gibt es verschiedene Haarwaschmittel, die Teebaumöl enthalten. Sie können aber auch bei Ihrem gewohnten

Shampoo bleiben und ca. fünf Prozent Teebaumöl der Flasche zufügen, oder Sie geben zu der Menge, mit der Sie Ihre Haare gerade waschen wollen, ein paar Tropfen Öl.

Wenn Sie eine sehr empfindliche Haut und insbesondere Probleme mit der Kopfhaut haben, sollten Sie die Haare nicht zu oft waschen und ein ganz mildes Shampoo, am besten ein Babyshampoo, nehmen.

In diesem Zusammenhang hat die Hobbythek ein äußerst wirksames Shampoo entwickelt, das Kopfschuppen erfolgreich beseitigt.

Zuerst noch eine Beschreibung der neu hinzugekommenen Rohstoffe: ***Piroctom-Olamin*** *ist ein sehr gutes Mittel gegen Schuppen und völlig ohne Nebenwirkungen. Näheres dazu finden Sie in unserem Hobbythek-Buch »Schminken, pflegen, schönes Haar«.* ***Haarquat*** *verhindert die elektrische Aufladung der Haare, und* ***Kalweg*** *senkt den pH-Wert, so daß das Shampoo haar- und hautschonend leicht sauer wird.*

Antischuppenshampoo

2 gestr. Meßl. Piroction-Olamin
80 g Facetensid
ca. 12 g Rewoderm HT
1/2 Meßl. Haarquat
100 ml heißes Wasser
10 ml Teebaumöl (Melaleuca alternifolia)
1 ml Kalweg (entspr. 50%iger Zitronensäure)

Das Piroction-Olamin unter Rühren im Facetensid lösen. Rewoderm und Haarquat ins Wasser einrühren und anschließend das Ganze zur Tensidmischung geben. Wenn die Shampoomischung abgekühlt ist, fügen Sie das Teebaumöl hinzu und verrühren nochmals gut.

Durch den Zusatz des Superantischuppenmittels Piroction-Olamin wird die Wirkung des Teebaumöls noch unterstützt, das Shampoo muß allerdings einen pH-Wert 5–6 aufweisen, damit die Substanz wirkt. Dies wird durch Kalweg gewährleistet.

Läuse

Es gibt sie immer noch, und wenn sie auftreten, breiten sie sich oft sehr schnell aus. Die Ansteckung erfolgt direkt von Mensch zu Mensch oder über Kämme etc. Läuse sind blutsaugende Ektoparasiten von Mensch und Tier. Ein Weibchen legt im Laufe seines Lebens etwa 200 Eier, sogenannte Nissen, die mit einem besonderen Klebstoff an den Haaren haften bleiben. Nach einer Woche schlüpfen die Larven – daher ist eine zweite Behandlung nach einer Woche notwendig – und nach weiteren zwei Wochen sind die Tiere geschlechtsreif.

Beim Menschen unterscheiden wir drei Arten von Läusen: Kopfläuse, Kleiderläuse und Filzläuse. Insbesondere die Kleiderläuse können gefährliche Krankheiten übertragen, zum Glück kommen sie weniger häufig vor.

Kopfläuse

Schon bei wenigen Läusen kommt es zu starkem Juckreiz, dieser führt zum Kratzen, die Haut wird verletzt und anschließend entstehen oft Infektionen. Wie der Name sagt, findet man sie im Kopfhaarbereich, seltener sind die Barthaare betroffen.

Filzläuse

Mit zwei Millimeter Länge sind sie kleiner als die Kopfläuse (3,5 Millimeter). Die Übertragung erfolgt meist beim Geschlechtsverkehr, man kann sich aber auch an Toiletten und Bettwäsche anstekken. Befallen sind in erster Linie die Schamhaare. Während die Kopflaus schnell zu »Füßen« ist, ist die Filzlaus eher unbeweglich am Haarschaft oder der Haut verankert. Der Juckreiz ist bei Filzlausbefall nicht so ausgeprägt.

Behandlung mit Teebaumöl

Wer nicht mit den üblichen Mitteln behandeln möchte, hat im Teebaumöl eine hervorragende Alternative. Man gibt der Menge Shampoo, die man zum Haarwaschen benötigt, 15 bis 20 Tropfen Teebaumöl hinzu und schäumt die Haare gründlich ein. Dann wartet man etwa zehn Minuten und spült die Haare ordentlich aus. Nach einer Woche sollte diese Prozedur wiederholt werden. Ebenso verfahren Sie bei Filzläusen.

Bei der Kleiderlaus erfolgt die Bekämpfung durch Sterilisation der Kleider.

Der Einsatz von Niemwirkstoffen neben Teebaumöl hat sich besonders bei der Bekämpfung von Läusen bewährt. Deshalb hier zunächst ein Rezept mit Niemwirkstoff, danach alternativ ein niemfreies.

Entlausungsshampoo

10 g getrocknete Niemblätter
100 ml lauwarmes Wasser
70 g Facetensid
1 Meßl. Haarquat
10 Tr. Teebaumöl (Melaleuca alternifolia)
5–10 Tr. Zitronenöl (Citrus limon)
ca. 10 g Rewoderm HT

Die zerstoßenen Niemblätter mit dem lauwarmen Wasser versetzen und unter häufigem Umrühren mindestens drei Stunden stehenlassen. Diesen Aufguß durch ein Küchensieb oder einen Papierfilter abseihen. Facetensid und Haarquat in einem Becher- oder Marmeladenglas verrühren. Der Zusatz von Haarquat verhindert eine elektrostatische Aufladung der Haare. Vermischen Sie beides und geben Sie unter Rühren den abfiltrierten Niemblätterextrakt hinzu. Anschließend tropfen Sie das Teebaumöl hinein. Für einen guten Duft sorgen fünf bis zehn Tropfen Zitronenöl, die erheblich die Strenge des Niemgeruchs mildern. Diese Mischung ist sehr dünnflüssig, deshalb kommen noch ca. zehn Gramm unseres bewährten Verdickers Rewoderm HT hinzu. Geben Sie es nach und nach unter Rühren zur Mischung. Das Shampoo sollte eine angenehme, leicht dickflüssige Konsistenz haben. Benutzen Sie das Entlausungsshampoo wie ein normales Haarshampoo. Um eine effektive Wirkung zu erzielen, sollten Sie die Haare anfangs jeden Tag damit shampoonieren.

Shampoo mit Teebaumöl bei Läusebefall

1 TL Sanfteen
100 ml heißes Wasser
80 g Facetensid
1 Meßl. Haarquat
15 ml Teebaumöl (Melaleuca alternifolia)
1 Meßl. D-Panthenol 75

Sanfteen im heißen Wasser auflösen, dann das Facetensid und Haarquat zufügen. In die abgekühlte Shampoomischung rühren Sie dann noch das Teebaumöl und D-Panthenol ein. Sanfteen macht das Shampoo noch milder.

Waschen Sie die Haare anfangs jeden Tag damit, lassen Sie das Shampoo ca. fünf Minuten einwirken bevor Sie es abspülen.

Krätze (Scabies)

Ausgerechnet im sauberen und auf Hygiene bedachten Schweden habe ich meine ersten Scabiespatienten gesehen. Ich dachte schon, es gäbe diese Parasitenerkrankung nicht mehr, aber sie ist ganz im Gegenteil wieder im Vormarsch. Hervorgerufen wird sie durch die Scabiesmilbe, die sich in die Haut eingräbt und in der Hornschicht regelrechte Gänge anlegt. Bevorzugt werden die Finger- und Zehenzwischenräume befallen, aber auch Ellenbeugen, Achselfalten, Brustwarzen, Penis etc. Kopf und Gesicht bleiben in aller Regel frei, können bei Säuglingen aber auch betroffen sein.

Die Übertragung erfolgt hauptsächlich durch direkten Körperkontakt in der Wärme, seltener durch zum Beispiel Bettwäsche. Die Erkrankung führt zu starkem Juckreiz, vor allem in der Bettwärme. Durch Kratzen entstehen wiederum Hautverletzungen, es folgen entzündliche Reaktionen und Sekundärinfektionen. Es bilden sich Knötchen, die besonders bei Kindern noch lange nach der Behandlung bestehen bleiben können.

Behandlung mit Teebaumöl

Teebaumöl zu gleichen Teilen mit einer Körperlotion oder einem Hautöl mischen. An drei bis fünf Tagen, je nach Schwere der Erkrankung, reibt man die Haut abends mit diesem Gemisch ein. Nach acht Tagen sollten ein bis zwei weitere Einreibungen erfolgen, um inzwischen geschlüpfte Milben ebenfalls abzutöten. Es empfiehlt sich, diese Behandlung bei allen Familienmitgliedern gleichzeitig durchzuführen. Die Wäsche wird normal gewaschen.

Eine Patientin von mir hatte sich selbst ein Puder mit Teebaumöl hergestellt. Nach ihren eigenen Angaben war die Erkrankung bei ihr wesentlich schneller geheilt als bei den übrigen Familienmitgliedern, die die Scabies mit herkömmlichen Mitteln behandelten.

An dieser Stelle weist die Hobbythek noch einmal auf die Kombination des Teebaumöls mit den Wirkstoffen des Niem hin und zeigt anschließend eine Alternative.

Niemkontroller gegen Milben

2 Meßl. Xanthan
70 ml abgekochtes, abgekühltes Wasser
20 ml Niemblättertinktur
10 ml Teebaumöl (Melaleuca alternifolia)
evtl. 10 Tr. Paraben K

Xanthan in das Wasser einstreuen und verrühren, bis die Mischung dicklich wird. Anschließend die Niemblättertinktur (Herstellung siehe unten) und das Teebaumöl zufügen. Reiben Sie den ganzen Körper mit dem Gel ein. Zur Haltbarkeitsverlängerung können Sie noch zehn Tropfen Paraben K zugeben.

Niemblättertinktur

25 g Niemblätter
100 ml Alkohol (70 %)

Die Niemblätter zerstoßen oder zermahlen und mit dem Alkohol aufgießen. Das Ganze maximal eine Woche ziehen lassen und abfiltrieren.

Körperlotion zur Behandlung von Krätze

50 g Cremaba
20 ml Teebaumöl (Melaleuca alternifolia)
20 ml abgekochtes, abgekühltes Wasser
evtl. 10 Tr. Paraben K

Cremaba mit dem Teebaumöl vermengen und anschließend das Wasser hineinrühren. Den ganzen Körper mit dieser Lotion einreiben. Zur Konservierung können Sie noch zehn Tropfen Paraben K zugeben.

Einige besonders schöne Erfolge mit Teebaumöl

Wie Sie sehen, kann man Teebaumöl bei sehr vielen verschiedenen Erkrankungen zur Linderung, Vorbeugung und auch Heilung einsetzen. Hier noch einige Beispiele von besonders schönen Erfolgen:

Eine Patientin hatte seit sechs Wochen eine Wunde am Unterschenkel, die einfach nicht heilen wollte. Sie hat dann mehrfach täglich reines Teebaumöl aufgetupft. Nach zwei bis drei Tagen hatte sich eine Kruste gebildet, nach einer Woche war die Wunde abgeheilt.

Von einem Patienten weiß ich, daß er zwanzig Jahre an einer Pilzerkrankung an den Füßen litt. Die gängigen Medikamente brachten zwar eine Besserung, aber keine Heilung. Nach vierwöchiger Behandlung mit Teebaumöl war die Infektion verschwunden und ist seit einem Jahr nicht mehr wiedergekommen.

Eine Mutter schrieb: »Die warzenähnlichen Wucherungen an Daumen und Zeigefinger meines Sohnes sind nach kurzer Behandlung verschwunden. Nachdem die Schulmedizin versagt hatte, glaubten wir schon, diese unschönen ›Dinger‹ würden zum Dauerzustand werden. Auch gegen Herpes wirkt es bei ihm toll, obwohl er natürlich mekkert, weil es so stinkt. Ohne dieses Teebaumöl möchten wir jetzt gar nicht mehr sein.«

Aids und Krebserkrankungen

Mehrfach habe ich gelesen, daß Teebaumöl gegen Aids und Krebs hilft. So kann und darf man das nicht schreiben oder sagen. Es weckt falsche Hoffnungen und außerdem gibt es keinerlei Beleg für diese Behauptung. Selbst eine Stärkung des Immunsystems ist nicht nachgewiesen. Vielleicht hat das Öl einen solchen Effekt, aber richtig untersucht und bewiesen wurde das bisher nicht.

Trotzdem kann man Teebaumöl bei Patienten mit Aids und Krebserkrankungen einsetzen. Ein eindrucksvolles Erlebnis hatte ich letzten Sommer:

Eine Patientin mit Aids im fortgeschrittenen Stadium verbrachte zwei Wochen auf Ibiza und kam zu mir in die Praxis. Neben anderen Medikamenten nahm sie auch regelmäßig eines unserer besten und teuersten Mittel gegen Pilzerkrankungen. Trotzdem hatte sie auf der Unterlippe eine fingernagelgroße, erhabene Entzündung und eine mykotische (durch Pilze bedingte) Veränderungen im Mund und am Körper. Für die Veränderungen an der Lippe und im Mund gab ich ihr eine Mischung mit 70 Prozent Teebaumöl, für den Körper habe ich ihr eine 30prozentige wasserlösliche Mischung hergestellt.

Nach drei Tagen war die Entzündung an der

Lippe verheilt, nach einer Woche sagte sie mir, daß ihr Mund schon lange nicht mehr so gut gewesen sei, und als sie nach Hause flog, waren auch die Veränderungen am Körper fast verschwunden. Wie ich hörte, kam es später zu einem Rezidiv. Ich vermute, daß sie nicht regelmäßig weiterbehandelte, zudem wurde ihr Allgemeinzustand krankheitsbedingt schlechter.

Aber selbst wenn der Effekt des Teebaumöls sich verändert, so ist es den Versuch wert, und jede Besserung, auch eine vorübergehende, ist ein Gewinn. Einen wechselhaften Effekt kann es übrigens auch bei unseren »normalen« Medikamenten geben.

Auch bei Krebserkrankungen kann man das Öl einsetzen. Besonders nach einer Chemotherapie sind die Schleimhäute sehr oft angegriffen und entzündet. Hier sollte man nicht das pure Öl anwenden, sondern eine ca. 1:1 Mischung mit fettigen Ölen.

Teebaumöl als Deodorant

Auch, wenn es für viele Menschen schönere Düfte gibt, als den des Teebaumöls, so kann man es doch mit gutem Erfolg als Deodorant einsetzen. Es beeinflußt nicht so sehr das Schwitzen selbst, sondern verhindert vielmehr die bakterielle Zersetzung des Schweißes, die wiederum für die so unangenehmen Gerüche verantwortlich ist.

Man kann sich selbst eine alkoholische Lösung mit 10 bis 20 Prozent Teebaumöl herstellen oder mit Hilfe eines Emulgators eine wäßrige Zubereitung. Wer möchte, kann dem Ganzen noch durch ein Parfum seine persönliche Note geben.

Hier noch ein Tip für die Anhänger von Turnschuhen: In meinem letzten Urlaub bin ich selbst viel darin herumgelaufen und war sehr erstaunt, wie bequem und sicher man in den modernen Modellen auch in schwierigem Gelände gehen kann. Weniger angetan war ich von dem »Duft«, den sie nach wenigen Tagen entwickelten. Besonders störend habe ich dies empfunden, wenn ich sie nicht an die frische Luft oder wenigstens vor die Tür stellen konnte. Dann fiel mir das Öl ein: Morgens und abends habe ich einige Tropfen in die Schuhe gegeben, und das Problem war gelöst.

An dieser Stelle ein Deodorant der Hobbythek:

Deo mit Teebaumöl

50 ml Kosmetisches Basiswasser HT
50 ml dest. Wasser
2 Meßl. Teebaumöl (Melaleuca alternifolia)
1 Msp. Xanthan
Parfumierung nach Wahl
evtl. 1 Meßl. Odex HT

Die Zutaten – außer Xanthan – in einem kleinen Marmeladenglas verrühren. Zum Schluß Xanthan zugeben, das Sie, damit es sich klümpchenfrei vermischt, durch ein Teesieb in die Lösung geben sollten. Dann das Gläschen mit dem Deckel verschließen und kräftig durchschütteln. Eine halbe Stunde zum Quellen stehenlassen und anschließend nochmals schütteln. Dieses leicht flüssige Gel in einen Roll-on-Behälter abfüllen.

***Odex HT** wirkt deodorierend und ist sehr hautfreundlich (siehe auch Hobbythekbuch »Die 5-Minuten-Kosmetik«, Seite 34). Jedoch kann Odex die Wirksamkeit von Parfumen reduzieren. Es nimmt allerdings auch dem Teebaumöl seinen etwas strengen Geruch, ohne daß dieses an Wirksamkeit einbüßt.*

Herstellung eigener Zubereitungen

Teebaumöl mischt sich ausgezeichnet mit jedem anderen Öl in jeder beliebigen Konzentration. Ganz individuell kann sich daher jeder seine eigene spezielle Mischung anfertigen.

Teebaumöl selbst fettet nicht, sondern trocknet eher aus. Für kleinere Wunden und zur Desinfektion ist es ideal. Wer es aber gegen trockene Hautveränderungen oder zur allgemeinen Hautpflege nutzen möchte, sollte es mit einem »fettigen« Öl mischen. Hierfür eignet sich ein gutes Speiseöl oder jedes andere in der kosmetischen Industrie benutzte Öl. Ich selbst verwende in meinen Mischungen fast immer auch das Nachtkerzenöl und habe damit sehr gute Erfahrungen gemacht.

Zur Veränderung des Geruchs kann man ein anderes ätherisches Öl hinzugeben. Wer den Teebaumölgeruch nicht mag, kann ihn weitgehend durch Zugabe von etwa fünf Prozent Lemongras kaschieren, für eine Modifikation des Duftes reichen ein bis zwei Prozent aus.

Außer mit Ölen, kann man Teebaumöl auch mit Alkohol mischen. Bis zu einem Mischungsverhältnis von einem Teil Teebaumöl zu zwei Teilen 85prozentigem Alkohol erhält man eine klare Lösung.

Um wasserlösliche Mischungen herzustellen, muß man einen Emulgator hinzufügen. In Australien werden für das Teebaumöl hauptsächlich Polyethylen-Glycole als Emulgatoren verwendet. Sie sind unter verschiedenen Namen im Handel, zum Beispiel als Tween 20 bis Tween 80, wobei die Zahl hinter dem Namen sich auf die Länge der Molekülkette bezieht. Diese Emulgatoren werden auch in Pharmaka eingesetzt. Natürlich gibt es auch noch andere Emulgatoren. Der Lösungsvermittler der Hobbythek LV 41 (siehe Seite *31*) ist schon bei minimalem Mengeneinsatz sehr wirksam.

Auch mit einer Seife kann man Teebaumöl mischen. Sie wirkt wie ein Emulgator. In gewöhnliche Duschlotionen können Sie ohne Probleme Teebaumöl hineinmischen, da sie entweder Seifen enthalten, die als Emulgator wirken, oder bereits ein Emulgator zugefügt ist, der auch für die relativ kleine Menge an Teebaumöl noch ausreicht. Auch in fertige Cremes oder Salben können Sie Teebaumöl einmischen, denn auch diese enthalten bereits einen Emulgator.

Wenn Sie selbst Cremes, Lotionen oder Ölmischungen mit Teebaumöl herstellen, brauchen Sie nach meinen Erfahrungen kein zusätzliches Konservierungsmittel.

Dies habe ich mir durch einen praxisnahen »Härtetest« bestätigen lassen, der zwar nicht den wissenschaftlichen Richtlinien entsprach, dafür aber sehr eindrucksvoll verlief: Ich stellte verschiedene Proben in durchsichtigen Gläsern im Juli und August in die pralle Mittelmeersonne. Ein Glas enthielt reines, nur mit Vitamin E konserviertes Nachtkerzenöl: Dieses war nach einer Woche verdorben und strömte einen unangenehm stechenden Geruch aus. Im zweiten Glas befand sich das gleiche Nachtkerzenöl mit einem Zusatz von zehn Prozent Teebaumöl: Diese Mischung wurde während der gesamten Testzeit nicht ranzig, sondern dickte nur ein wenig ein. Weitere Gläser enthielten mehrere von mir hergestellte Cremes mit drei bis zehn Prozent Teebaumöl: Bei diesen Proben gab es keine Veränderungen. Es war auch kein sichtbares Wachstum von Bakterien oder Pilzen zu erkennen, obwohl ich die Gläser fast täglich öffnete, um daran zu riechen.

Weitere Anwendungsmöglichkeiten

In früheren Jahren wurde Teebaumöl hauptsächlich zur Behandlung von Haut- oder Schleimhauterkrankungen eingesetzt, aber inzwischen gibt es eine ganze Palette von Pflege- und Heilmitteln, die Teebaumöl enthalten. Das reicht von antiseptischer Hautcreme über Seife, Shampoo, Body-Lotion, Deodorantcreme und -stift, Zahnpasta, Mundwasser, Sonnencreme bis hin zu Halspastillen und vielem mehr.

Auch für Tiere geeignet

So wie man Teebaumöl beim Menschen anwendet, kann man es natürlich auch bei Tieren benutzen. Sie können Wunden, Ekzeme und kleinere Verletzungen damit behandeln. Weiterhin wirkt Teebaumöl gegen Insekten und Parasiten wie Flöhe, Läuse oder Zecken. Sind zum Beispiel Hunde oder Katzen gestochen oder gebissen worden, kratzen, scheuern und lecken sie an den betreffenden Stellen. Dabei kommt es zu Hautverletzungen und Infektionen, die alles noch schlimmer machen. Es schmerzt und juckt noch mehr, und die Tiere reagieren noch stärker. Um diesen Teufelskreis zu unterbrechen, kann man sie mit Teebaumöl behandeln. Kleinere Stellen versorgen Sie am besten, indem Sie pures Öl darauf träufeln, oder Sie verdünnen es mit einem anderen Öl und geben es auf die Wunde. Eine weitere Möglichkeit besteht darin, daß man das Teebaumöl in das Tiershampoo gibt und die Tiere damit wäscht. Dadurch erreicht man mehrere Dinge gleichzeitig: Die Insekten, die sich im Fell oder auf der Haut befinden, sterben ab, der Juckreiz wird gemildert, die Wunden desinfiziert und die Abheilung beschleunigt. Durch diese Maßnahme sollen die Tiere auch für Wochen von Flöhen und anderem Ungeziefer befreit sein. In Australien gibt es seit 1942 sogar spezielle Lotionen für Hunde, Katzen, Pferde und Rinder.

Es soll aber auch ausreichen, wenn man ein- bis zweimal pro Woche einige Tropfen Teebaumöl auf die Nackenhaut aufträufelt.

Auch das Fell der Tiere soll durch Teebaumöl einen schöneren Glanz bekommen.

Doch nicht alle Tiere mögen den Geruch des Teebaumöls. So weiß ich von einem Siamkater, der schon Reißaus nahm, wenn er nur das Fläschchen sah.

Auch die Hobbythek hat diese Erfahrung gemacht. Wenn Sie Alternativen suchen, empfehlen wir Ihnen das »Hobbythek-Katzenbuch«.

An dieser Stelle noch ein Rezept der Hobbythek, das aber für den Menschen ebenso geeignet ist wie für Tiere.

Niempasta ist ein Produkt aus den Niemsamen. Sie entsteht bei der Herstellung von Niemöl. Um das kaltgepreßte Öl von letzten kleinen Rückständen zu befreien, wird es geschleudert. Der Schleuderrückstand ist nichts anderes als die Niempasta. Diese braune Paste wird in vielen tropischen Ländern bei Nutztieren als Wundpaste verwendet. Allerdings wird die Niemwundcreme durch den Ölzusatz sehr viel geschmeidiger, und die Wirksamkeit erhöht sich durch den Einsatz zusätzlicher Inhaltsstoffe.

Niemwundcreme

10 g Niempasta
10 Tr. D-Panthenol 75
2 Tr. Strohblumenöl (Helichrysum italicum)
15 Tr. Teebaumöl (Melaleuca alternifolia)
1/2 TL Speiseöl, z. B. Sonnenblumen- oder Maiskeimöl

Rühren Sie einfach alle Zutaten in die Niempasta ein. Geben Sie diese Niemwundcreme nicht auf offene Wunden.

Wenn Ihr Tier unter Flöhen oder anderem Ungeziefer leidet, können Sie es natürlich mit dem Shampoo von Seite 70 oder 71 behandeln.

Hygiene im Haus

Zur Desinfektion und Beseitigung von schlechten Gerüchen können Sie Teebaumöl Putz- und Pflegemitteln für den Haushalt beigeben.

Auch beim Desinfizieren von Klimaanlagen könnte Teebaumöl zum Einsatz kommen. In diesen Anlagen wird die Luft nicht nur abgekühlt, sondern gleichzeitig herumgewirbelt, und somit werden Bakterien, Staubmilben und Pilzsporen, die im Filter sitzen, im Raum verteilt. Mit Hilfe des Teebaumöls will man die Filter der Anlagen desinfizieren und so die Luft keimfreier machen.

Entwicklung und Perspektiven für die Zukunft

Von der Ernte im australischen Busch ging die Entwicklung insbesondere in den letzten 15 Jahren rasant voran. Durch die sich immer weiter ausdehnende Plantagenwirtschaft konnte die Produktion enorm gesteigert werden. Teebaumöl ist inzwischen auch außerhalb Australiens bekannt und verbreitet worden und erfreut sich zunehmender Beliebtheit.

Inzwischen wird Teebaumöl nicht nur pur oder als wasserlösliche Mischung angeboten, sondern ganze Sortimente mit dem Öl als Zusatz finden sich auf dem Körperpflege- und Kosmetikmarkt.

In letzter Zeit werden auch Öle anderer *Melaleuca*-Arten angeboten, wobei die Bezeichnungen oft verwirrend sind. Zum Beispiel wird einmal ein »Teebaumöl mild« angeboten, bei dem es sich um eine wasserlösliche Mischung handelt, bei der Teebaumöl mit einem Emulgator gemischt wurde und die nur noch zu 30 Prozent Teebaumöl enthält. Eine andere Firma bietet ein »Teebaumöl mild« an, bei dem es sich um das Öl einer anderen Baumart, nämlich *Melaleuca ericifolia*, handelt.

Dieses Öl hat einen völlig anderen Geruch. Man hat dieses Öl früher getestet, die Produktion aber wegen des sehr hohen Cineolgehaltes nicht weiterentwickelt. Eine aktuelle Analyse ergab, daß es eine völlig andere Zusammensetzung als das Öl von *Melaleuca alternifolia* hat. So liegt zum Beispiel der Cineolgehalt bei über 17 Prozent, Terpinen-4-ol ist nicht nachweisbar, und auch die übrigen Bestandteile sind völlig oder prozentual anders. Um den Geruch des Öls von *Melaleuca alternifolia* zu verändern und für manche Nasen zu verbessern, laufen derzeit auch Versuche, es mit dem Öl eines Typs von *Melaleuca quinquenervia* zu mischen. Klinische Erfahrungen stehen noch aus.

Aber es gibt auch seltsame Entwicklungen. Eine Firma bietet ein Teebaumöl an, das laut Broschüre mit »Orgonenergie« aufgeladen wird, indem man es mit der »Schwingungsrate für Teebaum« bestrahlt. Man behauptet, daß dieses Verfahren das Öl noch wertvoller macht. Ob man für diese Behauptung auch Beweise vorlegen kann? Und muß ich ein Naturprodukt bestrahlen? Werden wir nicht schon genügend bestrahlt durch natürliche und vom Menschen erzeugte Strahlen? Was hat man unter einer Schwingungsrate für Teebaum zu verstehen, es gibt eine ganze Menge verschiedenartige Teebäume?

Die gleiche Firma bietet dann noch einen »Teebaum-Transmitter« an, diesen könne man, so wird behauptet, in Kosmetika und Cremes »einstrahlen«. Ob es sich hier um

eine Flüssigkeit oder Creme oder was auch immer handelt, geht aus dieser Broschüre nicht hervor, auch fehlt jede Mengenangabe. Nur der Preis wird genannt, dieser ist beachtlich, aber man kann damit ja auch »einstrahlen«.
Für mich erhebt sich die Frage: Wird hier wirklich bestrahlt, dann müßte das Ganze gründlich untersucht und kontrolliert werden, oder handelt es sich um obskure Augenwischerei und bewußte Verdummung? Die Grenze des Seriösen scheint jedenfalls deutlich überschritten zu sein.

Die schnelle Hilfe von A bis Z

Akne

Betupfen Sie einzelne Pickel mehrmals täglich mit unverdünntem Teebaumöl. Für eine Langzeitbehandlung versetzen Sie Ihr Gesichtswasser oder Ihre Lotion mit fünf bis zehn Prozent Teebaumöl. Damit reiben Sie die betroffenen Hautpartien ein- bis zweimal täglich ein.

Blasenentzündung

Siehe »Blasenentzündungen« *Seite 63*.

Blaue Flecken (siehe auch *Seite 44*)

Tragen Sie bei kleineren blauen Flecken das Teebaumöl unverdünnt oder mit einem fettigen Öl vermischt mehrmals täglich auf. Sie müssen es nur aufträufeln und verteilen, nicht einreiben, da es von allein eindringt.

Die Hoobythek empfiehlt zusätzlich eine Mischung aus einem Teil Strohblumen-, drei Teilen Teebaumöl und sieben Teilen eines Pflanzenöls.

Bluterguß (Haematom) (siehe auch *Seite 44*)

Reiben Sie ausgedehntere Blutergüsse mehrmals täglich mit einer Mischung aus Teebaumöl und Speiseöl im Verhältnis 2:1 ein.

Die Hobbythek empfiehlt die unter »Blaue Flekken« beschriebene Mischung.

Ekzeme (siehe auch *Seite 55*)
Tragen Sie bei akuten Hautveränderungen zwei- bis viermal täglich unverdünntes Teebaumöl auf. Für die Behandlung bereits länger bestehender Ekzeme sollten Sie Teebaumöl mit einem anderen Öl mischen. Beginnen Sie mit einer 70prozentigen Mischung und verdünnen Sie später weiter. Je trockener ein Ekzem ist, um so höher sollte der Anteil des »fettigen« Öls sein. Oft ist eine Creme einer reinen Ölmischung vorzuziehen, denn die Haut eines Ekzempatienten braucht nicht nur Fett, sondern insbesondere auch Feuchtigkeit. Vor der Behandlung sollten Sie die Verträglichkeit von Teebaumöl testen: Auf eine kleine Hautstelle pures Öl auftragen und die Reaktion der Haut abwarten.

Entzündungen im Mundbereich
(siehe auch *Seite 39*)
Wenn Sie unter Stomatitis aphthosa leiden, sollten Sie die Aphthen mehrmals täglich mit purem Öl betupfen, bei Kindern sollten Sie das Öl zur Hälfte mit einem Speiseöl mischen.

Erkältung (siehe auch *Seite 64*)
Bei Schnupfen tragen Sie Teebaumöl, das zur Hälfte mit einem anderen Öl vermischt ist, auf die Oberlippe auf und atmen tief ein. Wenn Sie Nasentropfen aus Teebaumöl herstellen wollen, verwenden Sie am besten eine Mischung aus zehn Prozent Teebaumöl und 90 Prozent eines anderen Öls. Für Inhalationen geben Sie einige Tropfen Teebaumöl in eine Schüssel heißes Wasser und inhalieren Sie mit dem Kopf über der Schüssel und einem Handtuch über dem Kopf. Bei den modernen Inhalationsgeräten sollten Sie eine wasserlösliche Teebaumöl-Zubereitung verwenden. Bei beginnenden Halsschmerzen führt das Gurgeln mit Teebaumöl zu einer Linderung. Am besten spritzen Sie dazu einige Tropfen Teebaumöl in den Mund und gurgeln dann mit Wasser, oder Sie lösen einige Tropfen Teebaumöl in einem Glas Wasser mit Hilfe eines Emulgators auf und gurgeln mit dieser Mischung.

Fieberbläschen
Siehe »Herpes simplex«.

Furunkel (siehe auch *Seite 33*)
Tragen Sie pures Teebaumöl mehrmals täglich auf die betroffenen Stellen auf. Vorsicht: Bei einem Furunkel an der Oberlippe oder Nase sollten Sie immer einen Arzt aufsuchen!

Gelenkbeschwerden (siehe auch *Seite 46*)
Reiben Sie das schmerzende Gelenk anfangs alle zwei bis drei Stunden, später zwei- bis dreimal täglich mit einer Mischung aus 70 Prozent Teebaumöl und 30 Prozent Hautöl ein. Ist das betroffene Gelenk jedoch geschwollen und gerötet, sollten Sie auf jeden Fall einen Arzt aufsuchen.

Geschwüre (Ulcera) (siehe auch *Seite 52*)
Hiermit sind Haut- oder Schleimhautdefekte gemeint. Tragen Sie auf die betroffenen Stellen ein- bis zweimal täglich eine Mischung aus 70 Prozent Teebaumöl und 30 Prozent eines Speiseöls, zum Beispiel Olivenöl, auf.

Gürtelrose (siehe auch *Seite 41*)
Tupfen Sie anfangs alle ein bis zwei Stunden Teebaumöl auf die betroffenen Hautpartien. In den ersten zwei bis drei Tagen können Sie pures Öl nehmen, danach sollten Sie es im Verhältnis 2:1 oder 1:1 mit einem guten Speiseöl mischen, dann spannt die Haut nicht so. Sie können auch von Anfang an eine Mischung verwenden. Suchen Sie auf jeden Fall einen Arzt auf!

Haematom
Siehe »Bluterguß«.

Halsschmerzen
Siehe »Erkältung«.

Herpes simplex (siehe auch *Seite 34*)
Lippe: Tupfen Sie unverdünntes Teebaumöl alle ein bis zwei Stunden auf, später reicht drei- bis viermal täglich.

Genitalbereich: Hier sollten Sie das Teebaumöl mit Haut- oder Speiseöl im Verhältnis 2:1 oder 1:1 mischen, bevor Sie es auftragen.

Herpes zoster
Siehe »Gürtelrose«.

Insektenstiche (siehe auch *Seite 49*)
Um Insekten abzuwehren, sollten Sie einige Tropfen Teebaumöl auf der Haut verteilen. Wenn Ihnen der Geruch zu unangenehm ist, können Sie das Öl mit etwas Körperlotion oder einem anderen ätherischen Öl vermischen. Vorhandene Stiche betupfen Sie mit unverdünntem Teebaumöl und wiederholen die Behandlung bei Bedarf. Nicht kratzen!

Juckreiz (siehe auch *Seite 53*)
Vermischen Sie bei Juckreiz einen Teil Teebaumöl mit neun Teilen eines Hautöls oder einer Körperlotion und reiben Sie sich anfangs ein- bis zweimal täglich damit ein. Später reicht zwei- bis dreimal pro Woche.

Kopfläuse
Siehe »Läuse«.

Kopfschuppen (siehe auch *Seite 67*)
Versetzen Sie die Shampooflasche mit fünf Prozent Teebaumöl oder geben Sie jedesmal, wenn Sie sich die Haare waschen, dem Shampoo etwa 20 Tropfen Teebaumöl zu.

Krätze (siehe auch *Seite 70*)
Mischen Sie das Teebaumöl im Verhältnis 1:1 mit einer Körperlotion oder einem Hautöl und reiben

Sie die Haut an drei bis fünf Abenden – je nach Schwere der Erkrankung – damit ein. Nach ca. acht Tagen sollten Sie ein bis zwei weitere Einreibungen durchführen, um inzwischen geschlüpfte Milben ebenfalls abzutöten.

Läuse (siehe auch *Seite 68*)
Geben Sie zu der Menge Shampoo, die Sie zum einmaligen Haarewaschen benötigen, ca. 20 Tropfen Teebaumöl und schäumen Sie die Haare gründlich damit ein. Lassen Sie es etwa zehn Minuten einwirken und spülen Sie es dann gründlich aus. Wiederholen Sie die Behandlung nach einer Woche!

Muskelschmerzen (siehe auch *Seite 45*)
Tragen Sie eine Mischung aus Teebaumöl und Hautöl im Verhältnis 2:1 mehrfach täglich auf die schmerzenden Muskeln auf und massieren Sie sie leicht ein.

Mykose
Siehe »Pilzerkrankungen«.

Nagelbettentzündung (siehe auch *Seite 33*)
Tragen Sie das unverdünnte Öl mehrfach täglich auf das betroffene Nagelbett auf.

Neurodermitis
Siehe »Neurodermitis« *Seite 56.*

»Offene Beine« (siehe auch *Seite 52*)
Tragen Sie ein- oder zweimal täglich eine Mischung aus Teebaumöl und Haut- oder Speiseöl im Verhältnis 2:1 auf.

Ohrenentzündung (siehe auch *Seite 66*)
Suchen Sie bei Ohrenschmerzen immer einen Arzt auf! Mischen Sie für Ohrentropfen das Teebaumöl zur Hälfte mit einem fettigen Pflanzenöl, zum Beispiel Nachtkerzenöl. Als Prophylaxe können Sie es zwei- bis dreimal täglich in die Ohren träufeln.

Pediculosis
Siehe »Läuse«.

Pickel
Siehe »Akne«.

Pilzerkrankungen (siehe auch *Seite 59*)
Behandeln Sie trockene Hautveränderungen zweimal täglich mit einer Mischung aus 70 Prozent Teebaumöl und 30 Prozent eines fettigen Öls. Frische Erkrankungen zwischen den Zehen zweimal täglich mit purem Teebaumöl betupfen. Wenn Sie unter Nagelpilz leiden, müssen Sie die betroffenen Stellen zweimal täglich mit reinem Teebaumöl behandeln. Entfernen Sie vor der Behandlung die kranken Nagelpartien, so gut es geht, und desinfizieren Sie die benutzten Utensilien, zum Beispiel mit einigen Tropfen Teebaumöl.

Leidet Ihr Säugling unter einer Pilzinfektion im Mund, pinseln Sie den Mund täglich mehrfach mit einem in Öl getränkten Wattestäbchen aus. Wegen des Geschmacks sollten Sie das Teebaumöl mit einem Speiseöl verdünnen. Ist die Pilzinfektion durch Stillen auf die mütterliche Brust übergegangen, dann behandeln Sie die befallenen Stellen mehrmals täglich mit reinem Teebaumöl.

Prellung
Siehe »Bluterguß«.

Psoriasis
Siehe »Schuppenflechte«.

Quetschung
Siehe »Bluterguß«.

Quallen, »Verbrennungen« durch
(siehe auch *Seite 48*)
Nicht reiben! Tragen Sie das pure Teebaumöl mehrfach auf die »Verbrennungen« auf.

Rückenschmerzen (siehe auch *Seite 45*)
Tragen Sie eine Mischung aus Teebaumöl und Speiseöl im Verhältnis 1:1 mehrmals täglich auf und massieren Sie sie leicht ein.

Scabies
Siehe »Krätze«.

Schnupfen
Siehe »Erkältung«.

Schuppenflechte (siehe auch *Seite 58*)
Sie sollten es mit einer 10- bis 50prozentigen Ölmischung versuchen, d. h. Sie mischen 5 bis 50 Milliliter Teebaumöl mit 50 Millilitern eines anderen guten Öls. Pflegen Sie die betroffenen Hautpartien einmal täglich mit dieser Mischung.

Schwellungen (siehe auch *Seite 44*)
Reiben Sie die Schwellung mehrmals täglich mit einer Mischung aus Teebaumöl und Speiseöl im Verhältnis 2:1 ein.

Sonnenbrand (siehe auch *Seite 47*)
Tragen Sie das pure Öl mehrmals täglich dünn auf. Um den kühlenden Effekt zu verstärken, können Sie das Teebaumöl mit Alkohol im Verhältnis 1:1 verdünnen. Später sollten Sie den Sonnenbrand mit einer Mischung aus Teebaumöl und Hautöl oder Lotion im Verhältnis 1:2 mehrfach täglich leicht einreiben.

Sportverletzung
Siehe »Muskelschmerzen«.

Stomatitis aphthosa
Siehe »Entzündungen im Mundbereich«.

Tennisarm
Siehe »Gelenkbeschwerden«.

Thrombose
Siehe »Venenentzündung«.

Trockene Haut (siehe auch *Seite 53*)

Vermischen Sie einen Teil Teebaumöl mit neun Teilen eines Hautöls oder einer Körperlotion und reiben Sie sich anfangs ein- bis zweimal täglich damit ein. Später reicht zwei- bis dreimal pro Woche.

Venenentzündung (siehe auch *Seite 52*)

Tragen Sie mehrmals täglich eine Mischung aus Teebaumöl und Hautöl im Verhältnis 2:1 auf. Darüberhinaus ist ärztliche Betreuung notwendig!

Verbrennungen (siehe auch *Seite 48*)

Kühlen Sie die Verbrennungen wenn möglich mit Eis und tragen Sie dann wiederholt unverdünntes Teebaumöl auf. Auf offene Wunden sollten Sie mehrmals täglich eine Mischung aus Teebaumöl und Hautöl im Verhältnis 2:1 auftragen.

Warzen (siehe auch *Seite 43*)

Tragen Sie pures Teebaumöl zwei- bis dreimal täglich auf, solange bis die Warzen verschwunden sind.

Windeldermatitis (siehe auch *Seite 53*)

Tragen Sie ein- bis zweimal täglich eine zehnprozentige Mischung aus Teebaumöl und Babyöl oder Creme auf, zum Beispiel zehn Milliliter Teebaumöl auf 100 Milliliter Babyöl oder Creme. Bei stärkeren Hautveränderungen können Sie den Anteil an Teebaumöl unbedenklich erhöhen, selbst pures Öl schadet dem Säuglingspopo nicht.

Windpocken (siehe auch *Seite 41*)

Tragen Sie das Teebaumöl zwei- bis dreimal täglich auf die juckenden Bläschen auf. Für die Behandlung des Körpers mischen Sie Teebaumöl mit Hautöl im Verhältnis 1:2. Bei einer Anwendung im Mund sollten Sie es zur Hälfte mit einem Speiseöl mischen.

Wunden (siehe auch *Seite 51*)

Säubern Sie die Wunden mit Wasser und träufeln Sie dann pures Öl auf. Größere Wunden sollten Sie mit einem Gemisch aus Teebaumöl und Haut- oder Speiseöl im Verhältnis 2:1 weiterbehandeln. Dadurch bleibt die Kruste elastischer und trocknet nicht so stark aus.

Wundrose

Siehe »Venenentzündung«.

Zähne und Zahnfleisch (siehe auch *Seite 39*)

Bei herausgefallener Plombe bringen Sie mehrmals täglich Teebaumöl mit Hilfe eines Wattebausches in das Loch ein oder wenn möglich tropfen Sie das Öl direkt auf den Zahn.

Bei Irritationen unter Brücken oder Zahnfleischentzündungen tragen Sie reines Teebaumöl mehrfach täglich auf, bei stärkeren Beschwerden empfiehlt sich eine zusätzliche Einnahme von entzündungshemmenden Medikamenten. Aber natürlich ist eine Kontrolle beim Zahnarzt notwendig!

Sie können Teebaumöl auch zur täglichen Pflege einsetzen, indem Sie einfach ein paar Tropfen davon auf Ihre Zahnbürste oder Zahnpasta geben.

Literaturnachweis

Ånséhn, Steffan: »Tea Tree-oljas effekt på human-patogena bakterier och svampar i laborieförsök«. Biologisk Medicin, 2–1990

Altman, Dr. Phillip M.: »Australian Tea Tree Oil«. The Australian journal of Pharmacy, Vol 69 April 1988

Altman, Dr. Phillip M.: Study Report: Assessment of Skin Sensitivity and Irritant Potential of Tea Tree Oil. April 1991 – Oktober 1991

Bassett, Ingrid B.; Pannowitz, Debra L. & Barnetson, Ross: »A comparative study of tea-tree oil versus bencoylperoxide in the treatment of acne«. The Medical Journal of Australia Vol. 153 No 8, Oktober 1990

Belaiche, P. »Treatment of Vaginal Infections of *Candida albicans* with the Essential Oil of *Melaleuca alternifolia*«. Phytotherapie 15: 15–16

Bohnstedt, R. M., Prof. Dr. med.: Medizin von heute: Dermatologie

Buck, David S. MD, MPHet al.USA: »Comparison of Two Topical Preparations for the Treatment of Onychomycosis: *Melaleuca alternifolia* (Tea Tree) Oil and Clotrimacolc«. The Journal of Family Practice, Vol 38, No 6 (Jun) 1994

Daniel, François Dr. med.; Müller, Wulf Dr. med.: Praktische Dermatologie

Dean, Christopher: Proceedings 1st. Australian Aromatherapy Conference 29.3. – 1.4. 1996 in Sydney

Doerr, H. W., Prof.: »Herpes zoster«. Aktuelle Medizin 12/85

Feinblatt, Henry M., M.D., F.L.C.P.: »Cajeput-Type Oil for the Treatment of Furunculosis«. Journal of the National Medical Association, Jan. 1960 S. 32–34

Goldsborough, Rober E.: »TI-TREE OIL«. The Manufactering Chemist, Februar 1939, S. 57–60

Holland, Eame H. M.B.B.S.: »Results of a Series of Investigations carried out on the Germicidal, Disinfectant and Bacteriostatic Action of Melasol«. Sydney University 20.5. 1941

Kuschinsky, Gustav Prof. Dr.; Lüllmann, Heinz Prof. Dr.; Peters, Thies, Prof. Dr.: Pharmakologie und Toxikologie

Penfold, A. R. u. Grant, R.: »The Germicidal Values of some Australian Essential Oils and there Pure Constituents; together with those for some Essential Oils Isolates and Synthetics«. Part 3, J. Proc. Soc. N.S.W. 59, 46–350

Peñja, Eduardo, F.: »*Melaleuca alternifolia* Oil. Its Use for Trichomonal Vaginitis and Other Vaginal Infections«. Obstetrics and Gynocology Vol 19, No. 6, Juni 1962, S. 793–795

Runne, U., Prof.: »Dermatologie des Herpes zoster«; Aktuelle Medizin 12/85

Shemesh, Alvin (California) & Mayo, William L. NSW Australia: »Tea Tree Oil – natural antiseptic & fungicide«. International Journal of Alternative Complementary Medicine Vol 9, No 9, Dezember 1991

Southwell, Ian A.: »Australian Tea Tree: Oil of *Melaleuca*, Terpinen-4-ol Type«. Chemistry in Australia Vol 55, Nov 1988

Thiele, Günter Dr. und Mitarbeiter: Handlexikon der Medizin

Villar, David DVM. et al. University of Illinois: »Toxicity of *Melaleuca* Oil and related Essential Oil applied Topically on Dogs and Cats«. Vet Human Toxicol 36 (2), April 1994, S. 139 –142

Walsh, Laurence J. and Longstaff, Jennifer: »The antimicrobial effects of an essential oil on selected oral pathogens«. Periodontology 8: 1987, S. 11–15

Williams, Dr. Lyall R. et al. Unversity of Sydney: »Antimicrobial Activity of Oil of *Melaleuca* (Tea Tree Oil)«. Cosmetics, Aerosols & Toiletries in Australia, Vol 4. No 4

Williams, Dr. Lyall R.; Asre, Saras; Home, Vicki N.; University Sydney: »Topical applications containing tea tree oil for vaginal conditions«. Australian Society Of Cosmetic Chemists; Conference March 1993

Dokumentation aus: The Australian Journal of Pharmacy, Vol. 72, Sept. 1991

Dokmentation aus: Australian Society of Cosmetic Chemists. 28th Annual, Conference 25.–28. 3. 1993

Dokumentation aus: Food and Chemical Toxicology 1988. Vol 26, Issue 4, 88 S. 273–416

Außerdem wurden mir von W. R. Bill McGilvray, Präsident der »The Australian Essential Oil Company« und früherer Vorsitzender der australischen Teebaumölproduzenten, diverse unveröffentlichte Berichte, Analysen und sonstige Untersuchungen zur Verfügung gestellt.

Glossar

Aciclovir: Wirkstoff gegen Viren, der die virale DNS-Synthese hemmt.

Allergie: von körperfremden Substanzen ausgelöste Antikörperbildung und die dadurch bedingte, krankhaft veränderte Reaktion des Organismus, ausgeprägt als Überempfindlichkeit, zum Beispiel gegen die Berührung der Schleimhaut mit gewissen Stoffen wie Eiweiße, Blütenpollen, gegen Nahrungsmittel, als Arzneimittelunverträglichkeit.

Antibiotika (s.: –um, das): Stoffwechselprodukte (und ihre synthetischen Abwandlungsprodukte) vor allem von Pilzen und Bakterien, die schon in geringen Konzentrationen das Wachstum von anderen Mikroorganismen hemmen (Biostatica) oder diese abtöten (Biozide), zum Beispiel Penicillin, Cephalosporin (Pilze), Actinomycin, Streptomycin, **Tetracycline** (Bakterien).

Bakterien (sg.: –um , das): einzellige, unterschiedlich gestaltete Mikroorganismen ohne echten Zellkern, deren zahlreiche Arten (darunter viele Krankheitserreger) sich durch einfache Querteilung vermehren (für einige Arten ist auch geschlechtliche Vermehrung nachgewiesen).

bakterizid: bakterienvernichtend, keimtötend.

Chemotherapie: Behandlung von Infektionskrankheiten mit chemotherapeutischen Mitteln, die die Fähigkeit haben, in den Eigenstoffwechsel der Krankheitserreger einzugreifen, ihre Vermehrung zu hemmen oder sie abzutöten. Bei Krebs sind die »Krankheitserreger« entartete Zellen, die sich unkonrolliert vermehren.

Desoxyribonucleinsäure (DNS), die: engl. DNA (a = acid): zwei miteinander verbundene Ketten aus je 30 bis 100 »Bausteinen«, die in jeder Zelle vorkommen, die Chromosomen enthält, auch bei Bakterien und Viren. Die DNS ist der genetische Informationsträger für eine jeweils bestimmte Eiweißsynthese (Bildung) und somit verantwortlich für die Erbmerkmale.

Destillation: Trennung von (meist flüssigen) Stoffgemischen durch Verdampfung und anschließende Wiederverflüssigung des verdampften Anteils.

doppelblind: Um die Wirksamkeit einer Substanz zu untersuchen, wird sie mit Plazebo verglichen. Es gibt dann zum Beispiel eine Pille A und eine Pille B. Die Plazebotablette enthält keinen Wirkstoff, die andere die zu prüfende Substanz. Doppelblind heißt, daß weder Arzt noch Prüfperson wissen, ob die Pille A oder Pille B den Wirkstoff enthält.

Ektoparasiten: Organismen, die an der Oberfläche anderer Organismen über längere Zeit parasitisch Nahrung entnehmen.

Emulgator: Hilfsstoff, der Wasser und Öl, die normalerweise nicht mischbar sind, zu einer Emulsion vereint, indem er sich an einem Ende mit dem

Wasser- und am anderen Ende mit dem Fettmolekül verbindet. So bilden sich kleinste Tröpfchen, und Öl und Wasser trennen sich nicht wieder.

Enzyme: Proteine, die in den Organismen als Katalysatoren an fast allen chemischen Umsetzungen beteiligt sind, indem sie die für den Verlauf jeder chemischen Energie erforderliche Aktivierungsenergie herabsetzen.

Flammpunkt: Temperatur, bei der ein Stoff beginnt, brennbare Gase zu bilden.

Fumarsäure: ungesättigte Dicarbonsäure, Zwischenprodukt im Citratzyklus (Zyklus der Atmungskette); bildet sich außerdem beim Abbau von Asparaginsäure, Phenylalanin, Tyrosin und als Produkt des Harnstoffzyklus.

fungizid: pilztötend, pilzvernichtend.

Gaschromatographie: 1952 von James und Martin entwickeltes Verfahren, mit dem man verdampfbare Verbindungen in einzelne Bestandteile aufspalten und nachweisen kann. 0,01 Milliliter reichen bereits für eine Bestimmung aus.

Gelenkflüssigkeit: viskose Flüssigkeit, die den Gelenkspalt ausfüllt. Sie ernährt den Gelenkknorpel und dient als Gleitmittel.

Harnstoff: wichtigste Stickstoffverbindung im Harn der Säugetiere; Endprodukt des Eiweißstoffwechsels.

Heparin: in manchen Organen, besonders in der Leber, vorkommender Stoff, der die Blutgerinnung, d.h. die Bildung des Gerinnungsenzyms Thrombin, verzögert.

Hydrops: Wassersucht, Ansammlung seröser Flüssigkeit im Gewebe, in Gelenken sowie in Körperhöhlen (die Ursachen sind vielfältig, bei Gelenkergüssen, Fehl- oder Überbelastungen, entzündliche Reaktion, bei anderen Formen des Hydrops kann die Ursache in einer Erkrankung von Niere, Leber, Herz oder anderen Organen liegen).

Immunsystem: körpereigenes Abwehrsystem; erkennt körperfremdes Material, leitet spezifische Abwehrreaktionen ein und bildet Antikörper.

Irrigator: Spülkanne, Gefäß mit Schlauchansatz am tiefsten Punkt. Je höher man das Gefäß hält, um so höher wird der Druck, mit dem die Flüssigkeit abfließt. Ein Irrigator wird zum Beispiel zur Darmspülung verwendet.

lipophil: in Fett löslich, Fett lösend.

Pilze: eukaryotische (mit echtem Zellkern), kohlenstoff-heterotrophe (müssen organische Verbindungen von außen aufnehmen) Organismen, die in der Regel einen wenig differenzierten Thallus (Lager) besitzen, aber mindestens in einem Lebensabschnitt Zellwände ausbilden und sich geschlechtlich und/oder ungeschlechtlich mit Sporen fortpflanzen. Sie werden in der Regel dem Pflanzenreich zugeordnet.

Prostaglandine: Gruppe hormonähnlicher Substanzen, die in Samenflüssigkeit, Lunge, Menstruationsblut, Schilddrüse, Bauchspeicheldrüse und Niere vorkommen. Sie wirken blutdrucksenkend, erregen die glatte Muskulatur und hemmen die Lipolyse (Fettspaltung).

randomisiert: zufällige Auswahl, also keine nach bestimmten Kriterien ausgesuchte Prüfpersonen.

Rezidiv: Wiederaufleben, Rückfall einer Krankheit.

Seborrhoe: krankhaft gesteigerte Absonderung der Talgdrüsen.

Siedebereich: Temperatur, bei der eine Flüssigkeit unter Blasenbildung verdampft.

spezifisches Gewicht: Materialkonstante; Quotient aus der Gewichtskraft und dem Volumen eines Körpers (N / m^3).

Suppositorium: Zäpfchen; Arzneiform, bei der das Medikament zur rektalen Applikation oder auch zur Einführung in die Scheide in einen kleinen Kegel aus einer bei Körpertemperatur schmelzenden Grundmasse eingebettet ist.

sympathische Nerven: zum vegetativen Nervensystem (Eingeweidesystem; autonomes, selbständiges Nervensystem) gehörend.

Terpene: umfangreiche Gruppe von Naturstoffen, die im Tier- und Pflanzenreich weit verbreitet sind. Ihre gesamte Vielfalt findet sich jedoch nur in den sogenannten »höheren« Pflanzen, zum Beispiel in ätherischen Ölen, Harzen und Balsamen. Terpene finden Verwendung als Riechstoffe, Arzneimittel und Rohstoffe für die Industrie.

Tetracyclin: siehe Antibiotika.

UV-Strahlung: elektromagnetische Strahlung mit Wellenlängen zwischen ca. 400 Nanometern und 30 Nanometern; schließt sich an den kurzwelligen Anteil des sichtbaren Spektrums an und geht ab 30 Nanometer in den Bereich der Röntgenstrahlen über. Geringe Strahlendosen wirken sich allgemein günstig auf den Allgemeinzustand (Stoffwechsel, Kreislauf, Atmung) des Menschen aus, führen zur Bräunung der Haut und zur Bildung von Vitamin D. Hohe Dosierungen dagegen schädigen den Organismus (Sonnenbrand, Hautkrebs).

Viren (sg.: Virus, der): allgemeine Bezeichnung für die Erreger verschiedener Krankheiten. Sie unterscheiden sich von den echten Mikroorganismen durch das Fehlen einer zellulären Organisation und ihre Vermehrungsweise. Da Viren keinen eigenen Stoffwechsel besitzen, sind sie zur Vermehrung auf die Zellen echter Organismen angewiesen.

Zündtemperatur: die Temperatur, bei der ein Stoff sich in der Luft unter Erwärmung entzündet und weiterbrennt.

Register

Bezugsquellen

*ACONA KOSMETIK, 38304 Wolfenbüttel/Groß Stöckheim, Juliusweg 1a, Tel. 05331-29385.
ALPHA-Apotheke, 47167 Duisburg, Lehrerstr. 5-7, Tel. 0203-99485-0, Fax 0203-9948511.
*BIOTHEK, 74348 Lauffen a. N., Brückenstr. 19, Tel. 07133-22544.
*BRIGITTE-VERSAND, 73614 Schorndorf, Johannesstr. 118, Tel. 07181-73292, Fax 07181-75033.
*C & M DIE ÖKOTHEK, 73430 Aalen, Spitalstr. 14, Tel./Fax 07361-680176.
*CLEOPATRA-Colimex, 63739 Aschaffenburg, Steingasse 37, Tel./Fax 06021-26464.
*COLIMEX Zentrale Lagerverkauf, 50996 Köln, Ringstr. 46, Tel. 0221-352072, Fax 0221-352071; Auslieferungsläden: 32312 Lübbecke, Lange Str. 1, in Stern-Apotheke, Tel. 05741-7707, Fax 05741-40405; 33102 Paderborn, Bahnhofstr. 18, in St.-Christophorus-Drogerie, Tel. 05251-105213, Fax 05251-105252; 41812 Erkelenz, P.-Rüttchen-Str., im Kontra-Center, Tel. 02431-81071, Fax 02431-72674; 42105 Wuppertal, Rathaus-Galerie, Karlsplatz 3, Tel. /Fax 0202-443988; 42853 Remscheid, Alleecenter, Allee Str. 74, Tel./Fax 02191-927963; 46236 Bottrop, Poststr. 9; 47798 Krefeld, Ostwall 146, im Kräuterdepot, Tel. 02151-615648, Fax 02151-67482; 48529 Nordhorn, Hauptstr. 47, Tel. 05921-721072, Fax 05921-721021; 50171 Kerpen, Eingang Kaufhalle, Sindorfer Str./Philipp-Streicher-Str.; 50226 Frechen, Hauptstr. 99-103, Marktpassage; 50321 Brühl, Mühlenstr. 37, Tel./Fax 02232-47550 ; 50354 Hürth, Hürth-Park Einkaufszentrum, Theresienhöhe, Tel./Fax 02233-708538; 50667 Köln (City), Brüderstr. 7, Tel./Fax 0221-2580862; 50858 Köln, Rhein-Center Köln Weiden, Aachener Str. 1253, Tel./Fax 02234-709266; 51465 Bergisch Gladbach, Eingang Kaufhalle, Richard-Zanders-Str./Refrather Weg, Tel./Fax 02202-43103;. 51643 Gummersbach, Wilhelmstr. 7, in Vollkorn-Naturwarenhandel, Tel. 02261-64784, Fax 02261-64555; 52062 Aachen, Peterstr. 10, Tel./Fax 0241-30327; 52428 Jülich, Am Markt 2, in Parfümerie am Markt, Tel./Fax 02461-2580; 53111 Bonn, Brüdergasse 4, Tel./Fax 0228-659698; 53474 Bad Neuenahr, Kurgartenstr. 10, Tel. 02641-200051; 53721 Siegburg, Am Brauhof 4, Laden Nr. 2; 53797 Lohmar, bei Broich-Weber, Breitersteegsmühle 1, Tel. 02246-4245, Fax 02246-16418; 57462 Olpe, Bruchstr. 13, Tel./Fax 02761-5190; 94082 Passau, Am Schanzl 10, in Turm-Apotheke, Tel. 0851-33377, Fax 0851-32109; 95444 Bayreuth, Maxstr. 16, in Schloßapotheke, Tel. 0921-65767, Fax 0921-65777.
*DUFT & SCHÖNHEIT, 80331 München, Sendlinger Str. 46, Tel./Fax 089-2608259.
HELGAS HOBBY SHOP, 63584 Gründau, Gartenstr. 19, Tel. 06058-2135.
*HEXENKÜCHE, 82152 Krailling, Luitpoldstr. 25, Tel. 089-8593135, Fax 089-8593136.
*HOBBY-KOSMETIK 86153 Augsburg, Lechhauserstr. 3, Tel. 0821-155346, Fax 0821-513945.
HOBBYTEE PALIC, 63452 Hanau, Fahrstr. 11, Tel. 06181-256463.
*JANSON GmbH, 76133 Karlsruhe, Kaiserpassage 16, Tel. 0721-26410, Fax 0721-27780.
*INTERESSENGEMEINSCHAFT DER KOSMETIK-BAZARE e.V., 63924 Kleinheubach, Dientzenhofer Str. 14, Tel. 09371-68861, Fax 09371-67567.
*KNACK-PUNKT, 73230 Kirchheim, Alleenstr. 87, Tel./Fax 07021-41726.
KOSMETIK KREATIV UND AROMAZENTRUM, 36304 Alsfeld, Schwabenröder Str. 61, Tel. 06631-6225.
LAVITA, 84028 Landsberg, Isargestade 732, Tel. 0871-24424.
NATUR PUR, 06108 Halle, Schülershof 1, Tel. 0345-2032285.
NATUR UND HOBBYLADEN, Petra Stephan, 91710 Gunzenhausen, Strittstr. 4, Tel. 09831-8574, Fax 09831-8566.
NATUR & PLEGE, Dr. Thorn's Naturshop, 90402 Nürnberg, Fußgängerzone, Krebsgasse 7, Tel./Fax 0911-225277.
PAPILLON – Die andere Pflege, 71063 Sindelfingen, Lützelwiesenstr. 17, Tel./Fax 07031-800774.
PUDERDOSE, 67549 Worms, Zornstr. 2, Tel. 06241-594044, Fax 06241-595122.
*PURA NATURA, 90402 Nürnberg, Johannesgasse 55, Tel. 0911-209522.
*SPINNRAD GMBH/ZENTRALE, 45886 Gelsenkirchen, Am Luftschacht 3a, Tel. 0209-17000-0, Tx. 824726 natur d,

Fax. 0209-17000-40; Auslieferungsläden: 01219 Dresden-Nickern, Kaufpark, Dohnaer Str 246, Tel. 0351-2882089; 04105 Leipzig, DLZ im Hauptbahnhof, Tel. 0351-9612205; 04329 Leipzig, Paunsdorf-Center, Paunsdorfer Allee 1, Nähe Kaufland, Tel. 0341-2518906; 06254 Günthersdorf, Saale Park, Tel. 03463-820803; 07743 Jena, Goethe Galerie/Goethestr., neben HV Jena Optik, Tel. 03641-890906; 09125 Chemnitz, Alt-Chemnitz Center, Annaberger-Str. 315, Tel. 0371-514226; 10247 Berlin, Frankfurter Allee 53, Tel. 030-4276161; 10719 Berlin-Wilmersdorf, Uhlandstr. 43-44, Tel. 030-8814848; 10789 Berlin, Europacenter/Eingang Tauentzien Str., Tel. 030-2616106; 12163 Berlin-Steglitz, Forum Steglitz, Schloßstr. 1, Tel. 030-7911080; 12351 Berlin-Gropiusstadt, Gropius-Passagen, Johannisthaler Chaussee 295, Tel. 030-6030462; 12555 Berlin Köpenick, Forum Köpenick, Bahnhofstr. 33-38, Tel. 030-6520008; 12619 Berlin-Hellersdorf, Spree-Center, Hellersdorferstr. 79-81, Tel. 030-5612081; 13357 Berlin-Wedding, Gesundbrunnen-Center, Badstr. 5, Tel. 030-49308939; 15745 Wildau, A10-Center an der BAB 10, Nähe Megapark, Tel. 03375-504696; 16303 Schwedt/Oder, Oder Center, Landgrabenplatz 1, Tel. 03332-421942; 18055 Rostock, Rostocker Hof/Kröpeliner Str., Tel. 0381-4923281; 20146 Hamburg-Rotherbaum, Grindelallee 42, Tel. 040-4106096; 21075 Hamburg-Harburg, Lüneburger Str. 19; 21335 Lüneburg, Grapengießer Str. 25, Fußgängerzone, Tel. 04131-406427; 22111 Hamburg-Billstedt, Billstedt-Center, Billstedter Platz 39, Tel. 040-73679808; 22143 Hamburg-Rahlstedt, Rahlstedt-Center, Schweriner-Str. 8-12, Tel. 040-6779044; 22765 Hamburg-Ottensen, Mercador-Center, Ottenser Hauptstr. 8, Tel. 040-392310; 22850 Norderstedt-Garstedt, Herold Center, Berliner Allee 38-44, Tel. 040-52883730; 23552 Lübeck, Mühlenstr. 11, Tel. 0451-7063307; 24103 Kiel, Holstenstr. 34, Holstenbrücke, Ahlmann-Haus, Tel. 0431-978728; 24534 Neumünster, Marktpassage, Großflecken 51-53, Tel. 04321-41633; 24937 Flensburg, Große Str. 3, Tel. 0461-13761; 25524 Itzehoe, Holstein-Center, Feldschmiedekamp 6, Tel. 04821-65106; 26122 Oldenburg, Gaststr. 26, Fußgängerzone, Tel. 0441-25493; 26382 Wilhelmshaven, Nordseepassage, Bahnhofsplatz 1, Tel. 04421-455308; 26506 Norden, Neuer Weg 38, Fußgängerzone, Tel. 04931-992859; 27568 Bremerhaven, Bürgermeister-Smidt-Str. 53, Fußgängerzone, Tel. 0471-44203; 27749 Delmenhorst, City Point/Karstadt, Lange Str. 96, Tel. 04221-129331; 28195 Bremen-City, Bremer Carré, Obernstr. 67, Tel. 0421-1691932; 28203 Bremen-Steintor, Ostertorsteinweg 42/43, Tel. 0421-3399043; 30159 Hannover-City, Georgstr. 7, Tel. 0511-7000815; 30823 Garbsen-Mitte, Einkaufszentrum Mitte, Havelser-/Berenbosteler-Str., Tel. 05131-476253; 30853 Langenhagen, City-Center, Marktplatz 5, Tel. 0511-7242488; 30880 Laatzen, Leine EKZ, Tel. 0511-8236700; 31134 Hildesheim, Angoulemeplatz 2, Fußgängerzone, Tel. 05121-57311; 32052 Herford, Lübbestr. 12-20, Anfang Fußgängerzone, Tel. 05221-529654; 32423 Minden, Bäkkerstr. 72, Ende Fußgängerzone, Tel. 0571-87580; 32756 Detmold, Lange Str. 36, Fußgängerzone, Tel. 05231-37695; 33098 Paderborn, EKZ/Königsplatz 12, Fußgängerzone, Tel. 05251-281759; 33330 Gütersloh, Münsterstr. 6, Tel. 05241-237071; 33602 Bielefeld, Marktpassage/im EG, Bahnhofstr., Tel. 0521-66152; 34117 Kassel, Untere Königstr. 52; Fußgängerzone, Tel. 0561-14339; 35390 Gießen, Kaplansgasse 2-4, Tel. 0641-792393; 35576 Wetzlar, Langgasse 39, Tel. 06441-46952; 36037 Fulda, City-Haus/Laden 6, Bahnhofstr. 4, Tel. 0661-240638; 37073 Göttingen, Gronerstr. 57/58, Tel. 0551-44700; 38100 Braunschweig-City, Sack 2; 38100 Braunschweig-City, Vor der Burg 8, Fußgängerzone, Nähe Burgplatz, Tel. 0531-42032; 38440 Wolfsburg, Südkopfcenter, Porschestr. 102, Tel. 05361-15004; 38640 Goslar, Kaiserpassage, Breite Str. 98, Tel. 05321-43963; 39104 Magdeburg-City, City Carré, Kantstr. 5a, gegenüber Hauptbahnhof, Tel. 0391-5666740; 39326 Hermsdorf, Elbe Park EKZ, Tel. 039206-52207; 40212 Düsseldorf-City, Schadowstr. 80, Tel. 0211-357105; 40217 Düsseldorf-Friedrichstadt, Friedrichstr. 12, Tel. 0211-3859444; 40477 Düsseldorf-Derendorf, Nordstr. 79-81, gegenüber Tschibo; 40721 Hilden, Bismarckpassage, zwischen Mittelstr. und Warington-Platz, Tel. 02103-581937; 40878 Ratingen, Obernstr. 29, Fußgängerzone, Tel. 02102-993801; 41061 Mönchengladbach-City, Hindenburgstr. 173, Fußgängerzone, Tel. 02161-22728; 41236 Mönchengladbach-Rheydt, Galerie am Marienplatz, Stresemannstr. 1-7, Tel. 02166-619739; 41460 Neuss, Zollstr. 1-7,Ecke Oberstr., Tel. 02131-276708; 41539 Dormagen, Kölner Str. 98, Rathaus-Galerie, Tel. 02133-49045; 41747 Viersen, Hauptstr. 85, Fußgängerzone, Tel. 02162-350549; 42103 Wuppertal-Elberfeld, Herzogstr. 28, Fußgängerzone, Tel. 0202-441281; 42275 Wuppertal-Barmen, Alter Markt 7, Am Kaufhof, Tel. 0202-551753; 42551 Velbert, Friedrichstr. 168, Fußgängerzone, Tel. 02051-52727; 42651 Solingen, Hauptstr. 28, Fußgängerzone, Tel. 0212-204041; 42853 Remscheid, Alleestr. 30,

Fußgängerzone, Tel. 02191-420867; 44135 Dortmund-City, Bissenkamp 12-16, Nähe Neubau Boecker, Tel. 0231-578936; 44532 Lünen, Lange Str. 32; 44575 Castrop-Rauxel, EKZ Widumer Platz, Tel. 02305-27215; 44623 Herne, Bahnhofstr. 45, Fußgängerzone/Ecke Neustr., Tel. 02323-53021; 44787 Bochum-City, Kortumstr. 33, Fußgängerzone, Tel. 0234-66123; 44791 Bochum-Harpen, Ruhrpark Shopping Center, Tel. 0234-238516; 44801 Bochum-Querenburg, Uni-Center Querenburg, Querenburger Höhe 111, Tel. 0234-708678; 45127 Essen-City, City-Center, Porscheplatz 21, Tel. 0201-221295; 45276 Essen-Steele, Bochumer Str. 16, Fußgängerzone, Tel. 0201-512104; 45329 Essen-Altenessen, EKZ Altenessen, Altenessener Str. 411, Tel. 0201-333617; 45468 Mühlheim-City, Forum City, Hans-Böckler-Platz 10, Tel. 0208-34907; 45472 Mülheim-Heißen, Rhein-Ruhr-Zentrum, Eingang Süd Z1, Tel. 0208-498192; 45525 Hattingen, Obermarkt 1, Fußgängerzone, Tel. 02324-55691; 45657 Recklinghausen, Kunibertistr. 28, Am Kuniberti-Tor, Fußgängerzone, Tel. 02361-24194; 45768 Marl-Mitte, EKZ Marler Stern, Obere Ladenstr. 68, Tel. 02365-56429; 45879 Gelsenkirchen-City, Klosterstr. 13, Tel. 0209-208963; 45879 Gelsenkirchen-City, WEKA-Kaufhaus, Bahnhofstr./Ecke Augustastr. (ab Oktober 1998); 45897 Gelsenkirchen-Buer, Horsterstr. 4, Tel. 0209-398889; 45964 Gladbeck, Hochstr. 29-31, Fußgängerzone, Tel. 02043-21293; 46047 Oberhausen-Neue Mitte, CentrO/Neue Mitte Oberhausen, Marktweg, Tel. 0208-21970; 46049 Oberhausen, Bero-Center 110, Eingang Nord 1, Tel. 0208-27065; 46236 Bottrop, Kirchplatz 4, Fußgängerzone, Tel. 02041-684484; 46282 Dorsten, Recklinghäuserstr. 4, Tel. 02362-45748; 46397 Bocholt, Osterstr. 51, Fußgängerzone, Tel. 02871-186024; 46483 Wesel, Hohe Str. 26, Fußgängerzone, Tel. 0281-34794; 46535 Dinslaken, Neustr. 31-33, Fußgängerzone, Tel. 02064-72328; 47051 Duisburg-City, Königstr. 42, Fußgängerzone, Tel. 0203-284497; 47441 Moers, EKZ Neumarkt-Eck, am Rathaus, Tel. 02841-23771; 47798 Krefeld-City, Hansa Zentrum 42/43, am Hauptbahnhof, Tel. 02151-395635; 47798 Krefeld-City, Neumarkt 2, Tel. 02151-22547; 48143 Münster, Ludgeristr. 114, Tel. 0251-42352; 48282 Emsdetten, EKZ Villa Nova, Bahnhofstr. 2-8, Tel. 02572-88447; 48431 Rheine, Münsterstr. 6, Fußgängerzone, Tel. 05971-13548; 48653 Coesfeld, Schüppenstr. 12, Tel. 02541-82747; 49074 Osnabrück, Große Str. 84-85, Neue Passage, Tel. 0541-201373; 50672 Köln-City, Bazaar de Cologne/Mittelstr. 12-14, Tel. 0221-256606; 50678 Köln-Südstadt, Severinstr. 53, Tel. 0221-3100018; 50765 Köln-Chorweiler, City Center Chorweiler, Mailänder Passage 1, Tel. 0221-7088940; 50823 Köln-Ehrenfeld, Venloerstr. 336, Tel. 0221-5103342; 51373 Leverkusen, Hauptstr. 73, Fußgängerzone, Tel. 0214-403131; 52062 Aachen-City, Rethelstr. 3, Ecke Büchel, am Markt, Tel. 0241-25254; 52062 Aachen-City, Adalbertstr. 110, Tel. 0241-20453; 52222 Stolberg, Rathausgalerie, Steinweg 83-89, Tel. 02402-21245; 52249 Eschweiler, Grabenstr. 66, Fußgängerzone, Tel. 02403-15286; 52349 Düren, Josef-Schregel-Str. 48, Tel. 02421-10082; 53111 Bonn-City, Poststr. 4, am Hauptbahnhof, Tel. 0228-636667; 53177 Bonn-Bad Godesberg, Theaterplatz 2, Tel. 0228-351075; 53757 St. Augustin-Ort, Huma EKZ, Rathausallee 16, Tel. 02241-27040; 53879 Euskirchen, Kino-Center-Galeria, Eingang neben C&A, Tel. 02251-782191; 54290 Trier, Fleischstr. 11, Fußgängerzone, Tel. 0651-148237; 55116 Mainz-Altstadt, Kirschgarten 4, Tel. 06131-228141; 55116 Mainz-City, Lotharstr. 9, Fußgängerzone, Tel. 06131-238373; 56068 Koblenz, Löhrstr. 16-20, Fußgängerzone, Tel. 0261-14925; 56564 Neuwied, Langendorfer Str. 111, Fußgängerzone, Tel. 02631-357661; 57072 Siegen, Marburger Str. 34, Oberstadt, Tel. 0271-54540; 58095 Hagen, Elberfelderstr. 64, Tel. 02331-17138; 58452 Witten, Bahnhofstr. 38, Fußgängerzone, Tel. 02302-275122; 58511 Lüdenscheid, EKZ Stern Center/Eingang Altenaer Str., Tel. 02351-22907; 58636 Iserlohn, Alter Rathausplatz 7, Tel. 02371-23296; 59065 Hamm, Bahnhofstr. 1c, Tel. 02381-20245; 59174 Kamen, Weststr. 16; 59227 Ahlen, Oststr. 44, Fußgängerzone, Tel. 02382-806677; 59555 Lippstadt, Lippe-Galerie/Eingang Kahlenstr./Langestr., Tel. 02941-58332; 60311 Frankfurt-City, Kaiserstr. 11, Tel. 069-291481; 60439 Frankfurt-Nordweststadt, Nord-West-Zentrum, Tituscorsostr. 2b, Tel. 069-584800; 63065 Offenbach, Herrenstr. 37, Fußgängerzone, Tel. 069-825648; 63739 Aschaffenburg, City-Galerie, Goldbachstr. 2, Tel. 06021-12662; 64283 Darmstadt, Wilhelminenstr. 2, Fußgängerzone, Tel. 06151-294525; 65183 Wiesbaden, Mauritius Galerie, 2. Ebene, Tel. 0611-378166; 65549 Limburg, Bahnhofstr. 4, Tel. 06431-25766; 66111 Saarbrücken, Dudweilerstr. 12, Tel. 0681-3908994; 66424 Homburg/Saar, Saarpfalz-Center, Talstr. 38a, Tel. 06841-5351; 67059 Ludwigshafen, Bismarckstr. 106, Fußgängerzone, Tel. 0621-526664; 67547 Worms, Obermarkt 12, Ecke Hafergasse, Tel. 06241-88642; 67655 Kaiserslautern, Pirmasenser Str. 8, Fußgängerzone, Tel. 0631-696114; 68159 Mannheim, Kurpfalzpassage,

Tel. 0621-154662; 69115 Heidelberg, ‚Das Carée«, Rohrbacherstr. 6-8d, Tel. 06221-166825; 70173 Stuttgart-City, Lautenschlagerstr. 3, am Hauptbahnhof, Tel. 0711-291469; 70372 Stuttgart-Bad Cannstatt, Bahnhofstr. 1-5, Tel. 0711-562113; 71084 Böblingen, Kaufzentrum, Sindelfinger Allee, Tel. 07031-233664; 71638 Ludwigsburg, Marstall-Center, Fußgängerzone, Tel. 07141-902879; 72070 Tübingen, Kirchgasse 2, Tel. 07071-52571; 72764 Reutlingen, Metzgerstr. 4, Tel. 07121-320415; 73430 Aalen, Marktplatz 20, Tel. 07361-66543; 73728 Esslingen-City, Roßmarkt 1, Fußgängerzone, Tel. 0711-350199; 73733 Esslingen-Weil, Neckar-Center, Weilstr. 227, Tel. 0711-386905; 74072 Heilbronn, Sülmerstr. 34, Fußgängerzone, Tel. 07131-962138; 75172 Pforzheim, Bahnhofstr. 10, Tel. 07231-353071; 76133 Karlsruhe, Kaiserstr. 170, Tel. 0721-24845; 76829 Landau, Rathausplatz 10, am Marktplatz, Tel. 06341-85818; 77652 Offenburg, Steinstr. 28, Fußgängerzone, Tel. 0781-1665; 78050 Villingen-Schwenningen, Niedere Str. 37, Tel. 07721-32575; 78224 Singen, Scheffelstr. 9, Nähe Post, Tel. 07731-68642; 78462 Konstanz, Hussenstr. 24, Fußgängerzone, Tel. 07531-15329; 78532 Tuttlingen, Hecht Carré, Königstr. 2, Fußgängerzone Marktplatz, Tel. 07461-76961; 79098 Freiburg, Oberlindenpassage, Herrenstr. 49, Tel. 0761-381213; 80331 München-City, Assamhof, Sendlingerstr. 66, Tel. 089-264159; 80797 München-Nordbad, Schleißheimer Str. 100/Ecke Görrestr., Tel. 089-1238685; 83022 Rosenheim, Stadtcenter/Kufsteiner Str. 7/Brixstr., Tel. 08031-33536; 83278 Traunstein, Maxstr. 33, Tel. 0861-69506; 83395 Freilassing, Hauptstr. 29, Tel. 08654-478777; 85057 Ingolstadt-West, West Park, Eingang A/B, Tel. 08411-87822; 86150 Augsburg, Viktoriapassage, gegenüber Hauptbahnhof, Tel. 0821-155482; 87435 Kempten, Fischersteige 4, Tel. 0831-24503; 88212 Ravensburg, Eisenbahnstr. 8, Tel. 0751-14489; 89073 Ulm-City, Neue Str. 93, Tel. 0731-60909; 89077 Ulm-City, Blautal Center, Blaubeurer Str. 95, Tel. 0731-9314111; 89231 Neu Ulm, Mutschler Center, Borsigstr. 15, Tel. 0731-723023; 90402 Nürnberg-City, Grand Bazar, Karolinenstr. 45/Ecke Krebs- und Brunnengasse, Tel. 0911-232533; 90402 Nürnberg-City, Pfannenschmidsgasse 1, Nähe Lorenzkirche, Tel. 0911-2448834; 90762 Fürth, City-Center, Alexanderstr. 11, Tel. 0911-773663; 91054 Erlangen, Hauptstr. 46, Tel. 09131-201043; 91126 Schwabach, Königstr. 2, am Marktplatz, Tel. 09122-16849; 93047 Regensburg, Maximilianstr. 14, Ecke Königstr., Tel. 0941-51150; 95028 Hof, Ludwigstr. 47, Tel. 09281-3641; 96052 Bamberg, EKZ Atrium, Ludwigstr. 2, Tel. 0951-202588; 96450 Coburg, Steinweg 24, Fußgängerzone, Tel. 09561-99414; 97070 Würzburg, Kaiserstr. 16, Tel. 0931-15608; 99085 Erfurt-Nord, Thüringen Park, im EG neben Quelle, Tel. 0361-7462048.

DAS NEUE STECKENPFERD, 24768 Rendsburg, Nienstadtstr. 10, Tel./Fax 04331-24243.

*STELLA-Essenzen, 73066 Uhingen, Bleichereistr. 41, Tel. 0761-939630, Fax 0761-939631.

WASCH- UND PFLEGEECKE, 91710 Gunzenhausen, Lindenstr. 2b, Tel. 09831-7429.

In der Schweiz:

*DROGERIE LEHNER, CH- 3097 Liebefeld, Kirchstr. 15, Tel. 0041-31-9714612; Fax 0041-31-9725309.

*INTERWEGA Handels GmbH, CH-8863 Buttikon, Kantonsstr. 125, Tel. 0041-55-4441854, Fax 0041-55-4442477.

In Österreich:

*CREATIV-COSMETIK, A – 5020 Salzburg, Ganshofstr. 8, Tel. 0043-662-848802 und 434228, Fax 0043-662-848803.

Die mit *gekennzeichneten Firmen betreiben auch Versandhandel. Einige Substanzen erhalten Sie auch in Reformhäusern, Drogerien, Apotheken, Bioläden und Lebensmittelläden. Vergleichen Sie die Preise!

Hinweis:
Autoren und Verlag bemühen sich, in diesem Verzeichnis nur Firmen zu nennen, die hinsichtlich der Substanzen und Preise zuverlässig und günstig sind. Trotzdem kann eine Gewährleistung von Autoren und Verlag nicht übernommen werden. Irgendwelche Formen von gesellschaftsrechtlicher Verbindung, Beteiligung und/oder Abhängigkeit zwischen Autoren und Verlag einerseits und den hier aufgeführten Firmen andererseits existieren nicht.